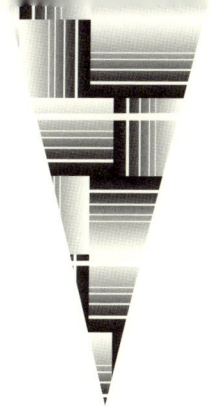

森田療法を学ぶ
最新技法と治療の進め方
編著：北西　憲二

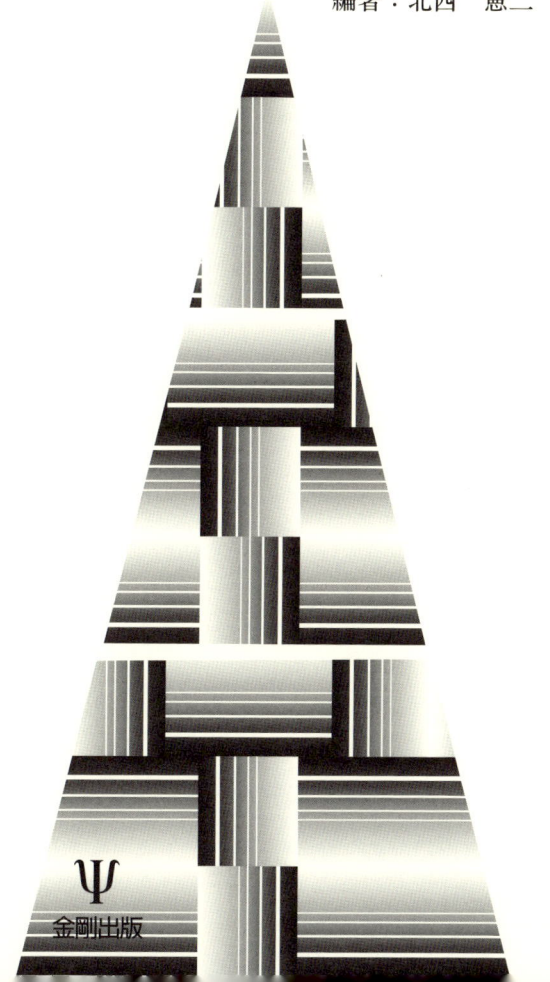

金剛出版

まえがき

　本書は，精神療法誌に「森田療法を学ぶ：最新技法と治療の進め方」と題して，2011年6月から2013年8月にかけて連載したシリーズに加筆，修正を行ったものである。大きな修正点は，治療の実践編，第5章から第8章の部分で，一部を入れ替え，各時期の課題と介入法（表8-1：115頁），および事例の経過と介入法（表8-2：116頁）を表にまとめた。実践編を読むときには，参照してほしい。

　本連載を依頼されたときには，できるだけ自分の臨床感覚を表現しようとしたが，それは思ったより難しいものだった。書籍化に当たって，それらを少しでも読みやすくするように努力したが，それは読者の評価を待つしかないと考えている。

　本書の構成について，簡単に触れてみたい。

　森田療法ではどのような領域に，どのように介入するのか，について具体的に述べられることが少なかった。入院森田療法の絶対臥褥期から始まる治療システムが強い印象を周囲に与えたこととも関係があろう。そこでは治療者の不問的態度（症状を取り上げないこと）と行為的体験が重視される。この治療のシステムは，現代でも有効であり，対象の選択さえ間違わなければ，その切れ味の鋭さは比するべきものもない。しかしそこに含意される豊かな知恵については，十分明らかにされてこなかった。

　1990年代に幅広い対象への森田療法の適応を目指して入院森田療法から外来森田療法へと主たる治療のシステムが変化していった。そこで入院治療に含意されている知恵を対話型精神療法（外来森田療法）のなかに生かしていく必要に迫られた。その一つの試みが本書である。

　第1章"臨床の知としての森田療法"では臨床の知の根っこに"自然"という理解が存在することを指摘した。第2章では，森田自身の治療実践，赤面恐怖の介入法と治療経過について紹介した。この事例の治療は，対人関係

で傷つきやすく，それゆえ肥大した自己愛で悩む現代の人たちの治療にそのまま応用可能であろう。また森田療法では症状そのものを直接問わないこと（不問）で扱う精神療法であるという原則を確認した。

第3章では，森田療法のメタサイコロジーというべき自然論について解説した。その自然の対極は人為（「かくあるべし」と自分自身を縛る思考のあり方で，本書では「べき」思考と呼ぶ）である。この自然論を押さえておかないと森田療法の介入法の意味，そこでの患者の回復への道筋がみえなくなってしまう。

第4章では，「とらわれ」と「あるがまま」という対極的なあり方を示した。重要なポイントは二つある。第一として，「とらわれ」とは決して静的で，固定的な状態でなく，心身の不快な感情（苦悩），注意，「べき」思考，行動，さらには対人関係を巻き込んだ二重，三重の悪順であり，動的なものである。そしてがんじがらめになった状態を何とかしようとすればするほど，事態は悪化する。ここで見逃してならないのは，グルグル回るこの動きの根っこには苦悩に陥った人たちの生の叫びがあり，森田療法でそれを生の欲望（生きる力）と理解する。「とらわれ」とは生きる力が空回りし，消耗しているような状態である。

そこには，逆三角形の自己の不安定なあり方が存在する。これは第4章の図4-2（51頁）を見ていただけばわかるように，頭でっかちで，内的，外的刺激で容易にゆれやすいあり方である。私は患者がある人生の時期からこのような不安定な自己を生きており，そのしんどさへの共感的理解が森田学派の共感のあり方であると考えている。

ある時期になると，この自己のあり方が破綻し，そして症状といわれるものを呈し，それがこの逆三角形を強めてしまう。「とらわれ」における自己のあり方とは，受動的で，環境になんとか適応しよう，人に受けいれてもらおう，とするあがきであり，過度の緊張状態を伴っている。そしてその人の持つ本来の感性，豊かな感情，生きる力がこのあがきの背後に隠れてしまっている。

患者にこの図を示しながら，とらわれと今のつらい状態を治療の導入で説

明すると，「あ〜，そうだったのか」と深くうなずき，自己理解が進むことが多々ある。

治療の介入とは，この逆三角形から三角形の自然な自己のあり方への転換を促すことであり，それは生き方の転換ともいえる。「あるがまま」とはこの三角形の自己のあり方を示すものである。

この図を念頭に入れてもらうと，第5章から第8章までの治療の実践は理解しやすいものとなろう。

患者の二重，三重の「とらわれ」とそこでの頭でっかちな自己のあり方を指摘し，それを共有する作業から治療は始まる。そして頭でっかちの部分を削り，患者の苦悩の背後で見えづらくなっている自然な感性，感情，欲望など（身体的なもの）や内的自然（いのち）をふくらます介入を行う。

この介入の中核は，受容の促進と行動の変容である。その介入を通して患者が，恐怖は恐怖として，生きる欲望（生の欲望）は欲望としてありのままに感じ，本来の資質をそのまま生かしていくあり方（生き方）が可能となる。それがあるがままの体験である。

治療は，症状（とらわれ／部分）から，次第に自己のあり方（全体）へと変わっていく。そこで鍵となるものが，治療者が終始一貫して生の欲望に注目し，照らしだし，明確化し，それを行動と結びつける介入である。

西欧の精神療法が，恐怖，不安，抑うつなど不快な感情の原因を探り，その軽減を目指すものと理解される。それは原因→結果という直線的因果論からなり，その理論は明解である。それに対して森田療法は恐怖と欲望を扱う治療法で，複線的である。治療の実践編（第5章から第8章まで）では，治療時期ごとに，その介入と患者の変化について述べた。

第9章では，森田療法に基づく家族の介入法について述べたものである。「とらわれ」の機制を対人関係に応用したもので，臨床的に極めて有用性の高いものである。臨床家にぜひとも知ってもらいたい介入法である。

第10章から第12章までは，異なった臨床フィールドを持つ森田療法家にそれぞれ事例を提示してもらい，それに私が解題を書いたものである。森田療法の実践をさらに深く理解してもらおうと企画した。

第13章では外来森田療法のガイドライン（日本森田療法学会）の解説と認知行動療法との比較を中村敬氏にお願いし，それに私の解題をつけた。

　事例を提供してくれた立松一徳氏（立松クリニック），橋本和幸氏（調布はしもとクリニック），久保田幹子氏（法政大学／慈恵医大森田療法センター），ガイドラインの作成の主導的立場を取り，その解説をしてくれた中村敬氏（慈恵医大精神神経科，森田療法センター）にこの場を借りて感謝の意を表したいと思います。

　終章では，森田療法が現代において有効な精神療法であるためにはどのような点に注目し，実践するのか，について述べた。

　最後に，金剛出版の立石正信社長には，本書の企画についてご助言，提案をいただき，また金剛出版編集部梅田光恵さまには編集に当たってご協力をいただきました。心から感謝申し上げます。

2014年6月　北西憲二

目　次

まえがき ……………………………………………………………………………… 3

第1章　臨床の知としての森田療法 ……………………………………………13

第2章　森田の臨床実践 …………………………………………………………19
　はじめに ……………………………………………………………………………19
　Ⅰ　森田の病と森田療法 …………………………………………………………20
　Ⅱ　森田の治療実践 ………………………………………………………………22
　Ⅲ　森田の介入法 …………………………………………………………………30

第3章　森田療法の基本的考え方――自然／反自然の枠組みから ………33
　Ⅰ　森田療法の基本的枠組み ……………………………………………………33
　Ⅱ　反自然的なあり方と葛藤（思想の矛盾）…………………………………35
　Ⅲ　森田療法で目指す経験とは …………………………………………………36
　Ⅳ　森田療法における行動とは――無所住心とアフォーダンス ……………40
　Ⅴ　森田療法の治療原理――自然／反自然の枠組みから ……………………45

第4章　「とらわれ」と「あるがまま」 ………………………………………47
　Ⅰ　自己の構造と心身自然一元論 ………………………………………………47
　Ⅱ　とらわれと自己の構造 ………………………………………………………50
　Ⅲ　あるがまま――そのダイナミズムとは ……………………………………54
　Ⅳ　森田療法の目指すもの ………………………………………………………59

第5章　治療の実践――初回面接：問題の読み直しと治療導入 …………61
　はじめに ……………………………………………………………………………61
　Ⅰ　事例から ………………………………………………………………………62
　Ⅱ　治療の導入に当たって ………………………………………………………64
　Ⅲ　初回面接で明らかにすること――問題の読み直し（リフレイミング）とその解決
　　　を示すこと ……………………………………………………………………66

森田療法を学ぶ
――最新技法と治療の進め方――

第1章
臨床の知としての森田療法
Clinical methods and practice

　森田療法とは一体どのような精神療法なのだろうか。日本独自の精神療法で，海外でもその名は知られている。よく聞く話だが，精神医学や心理学を学びにアメリカやヨーロッパに行くと，森田療法を知っているか，と必ず聞かれるという。今までの教科書的な説明は，禅に基づいた精神療法で，入院での治療を行うこと，厳しい修行的な治療法であること，絶対臥褥期と呼ばれる初期には一人で終日寝ていることを要請されること，治療者は患者の訴えを取り上げず（不問的態度），作業への取り組みを重視すること，などである。

　この精神療法が注目を浴びたのは，そこに含まれている実践の知，臨床の知ではなく，西欧の対話型精神療法とはまったく異なった特異な治療システムと無我の境地を強調する治療目標に対してであろう。

　一方，精神療法の専門家でない熟練の精神科医からは，外来では森田療法的な接近，助言を行うことが多いという感想を聞くことも多々あった。そのような感想を持つ精神科医は，生物学的精神医学や精神薬理学の専門家が多かった。またその人たちは優れた臨床家，実践家でもあった。

　では森田療法の持つ実践知，臨床知とはどのようなものであろうか。それらと森田療法の根底を流れる東洋思想はどのような関係を持つのか，という疑問が生じてこよう。

　私は精神療法には二つの大きな流れがあると考えている。自然科学モデルと自然モデルがそれで，その二つは自然と人間との関係をどう理解するか，によって分けられる。自然科学モデルでは，自然は人間存在と切り離され，対象化され，分析される。そこでの認識パターンは，原因結果モデルで，そ

れが西欧の自然科学の発達の基礎を作った。その流れの中に，精神分析，行動療法，認知療法（認知行動療法）などがある。不適切な感情，行動は原因→結果（あるいは刺激→反応）という枠組みの中で捉えられ，その原因を探求し，その原因を取り除く，修正するという考えである。これらを単純化すればするほど，理論は明快となる。例えば，不適切な情緒反応を認知のゆがみとして理解すれば，そのゆがみを意識化し，合理的なものへと変化させるという明快な道筋が立てられる。

　介入技法も開発されやすく，これらの治療法は精神分析を除いてマニュアル化が容易で，これが世界のスタンダードとなった理由である。

　自然モデルでは，人間存在と自然は切り離せないもので，人間は自然の一部であるという考えである。それは自然的思考（木田，2007）と呼ばれ，古代ギリシャや東洋で展開してきた考えである。そこでは自己と自然は別事でない，根本においては同一の事柄であるという理解がなされてきた。そこでは私たちは内的自然，身体や感情，感覚をどう受け入れ，どう生かすのか，が問われることになる。

　この自然的思考に基づいた精神療法が森田療法である。ではそこでの実践知，臨床知とはどのようなものであろうか。中井ら（2000）は，次のように養生論を述べる。

> 　「養生」の包括的方法は，できるだけ有害な要素を除き，悪循環を発動させないようにし，生活を無理のないものにして，病いをもっとも後ぐされのない，もっともよい形で経過させることである。つまり何が病いの「ベスト・フォーム」であるか，すなわち現実に望みうる最良の経過形態であるかということ，を考え直す必要がある。

　そして統合失調症を例に挙げながら，付随的二次的有害要素を可能な限り引き算してそこに何が残るか，を実践的に見なくてはその本質を軽々しくいうことはできない，と引き算の重要性を述べている。

　有害の要素を除き，悪循環を発動させないこと，日常生活のあり方に注目

をすることなどは，森田療法の実践知とそのまま重なる点が多い。それが自然治癒力を引き出す知恵というべきものであろう。そこでは「引き算」の知恵が重視される。

　　長年会社での不適応に悩み，うつ状態を呈していた中年男性との治療で，次第に面接での中心テーマになってきたものがあった。彼はエリートの父を持ち，その一人っ子として育ち，常に「もっと，もっと」と周囲からもみずからも追い立てられるような人生を送ってきた。やがてそのような生き方が彼自身を追い詰め，30代前半で挫折した。さまざまな治療を受けてきたが，うまくいかず私のところを訪れてきた。

　その面接の詳細は省くが，治療的関係が安定してくると，この「もっと，もっと」の人生，その生き方とそのしんどさを面接で取り上げていった。そして「もっと，もっと」の人生から「ほどほど」「いい加減」な人生へのいわば引き算を提案した。それを受け入れることは困難だったが，次第に彼がそのことを実感できるようになってきた。これが「削る」作業である。
　それと連動する形で，面接では今までおろそかになっていた日常生活のことを取り上げた。生活そのものに注意を払い，そこでなにか感じたら，それに乗ってちょっとした作業に手を出してもらう試みである。この「もっと，もっと」というこだわりから抜けつつある時に，このような日常生活に取り組むことは，彼の世界がスーッと広がる感覚をもたらした。
　これは頭でっかちに「かくあるべき」と自分自身を縛っていることを「削ること」である。一方感じられることが乏しく，貧しくなっている身体感覚，さまざまな感情体験をふくらますために，彼の身体をそのまま生活世界に持って行き，そこで何が感じられるのか，を経験することの勧めであった。これが「ふくらます」作業である。
　この「削ること」と「ふくらますこと」は必ず対となり，連動する介入法であり，一方だけで独立して存在しうるものではない。
　これが森田療法の治療技法の基礎となる，と考えている。優れた臨床家

は，おそらくそれと意識せずにこのような治療の進め方をしているものと思われた。

さて森田療法は思想との関連から語られるが，技法として語られることの少ない精神療法である。しかし本書では，実際に外来患者を前にして，問題点をどのような枠組みで理解し，どのような介入を行い，それがどのような変化を引き起こすのか，を述べることにする。それが可能になったのは，私たちの外来森田療法の経験の蓄積と森田療法セミナーにおけるスーパービジョンである。

このことについて私の個人的経験を述べてみたい。精神療法を学ぶことは，入院森田療法に携わることから始まった。1979年に当時の新福尚武慈恵医大精神科教授から，同大学第三病院森田療法室（現在は森田療法センター）への赴任を命じられた。その当時は，数名の医師たちが，外来，リエゾンをこなしながら，寮母役の女性と10床のこぢんまりした病棟運営をしていた。

そこでは，入院の対象さえ選べば，臥褥期，軽作業期，作業期と進む治療プロセスに乗って比較的多くの患者は自然に治っていった。しかしこの治療的セッティングの中で，そのような変化が一気に引き起こされるという今までの説明ではこの変化は説明できないと私は考えていた。そこで当時のスタッフに，ほかの精神療法などを学ぶことを勧め，そこから共に森田療法を見直す作業を行った。先輩の森田療法家と共に，森田療法研究会を立ち上げ，森田療法そのものの勉強も行った。

また皆川邦直氏らとの精神分析的精神療法グループとの共同研究が，この見直し作業，特にそこでの治療者の役割を理解する上で役に立った。また行動療法や認知療法（認知行動療法）とのさまざまな比較研究は私たちを大いに刺激した。

私たちは自然科学モデルの精神療法との照合作業を行い，取捨選択し，必要なものは取り入れ，森田療法の治療論の再理論化を図った。この作業を通して，森田療法を再発見したのである。この経験が外来森田療法を展開する時に役に立った。私を始め，当時のスタッフの多くは，大学を離れ，それ

ぞれ独自の道を歩みだし，それぞれが外来森田療法に取り組んでいった。私は1996年から外来森田療法クリニック（自費診療）を立ち上げ，経験を積んできた。次第に外来森田療法が入院森田療法の補助的役割ではなく，それ自体完結しうる精神療法であることがわかってきた。それは対話型精神療法で，そこでの患者の変化は入院よりもビビッドに感じ取ることができ，またこのように変化していくのか，と目から鱗が落ちるという経験も多くした。

1998年から森田療法セミナーを立ち上げ，4年間の研修期間（1年目は森田療法の概念を学び，2年目以降は外来事例のスーパービジョン）で，日本森田療法学会認定の専門家の育成を目指した。

精神科，臨床心理領域のみならず，皮膚科，小児科，歯科，学生相談室，企業のメンタルヘルス領域，スクールカウンセラーなど，多くの職種の人たちがこのセミナーに参加し，そこで示された多様な事例に森田療法が有効であることをスーパービジョンから実感できた。

日本森田療法学会では，1995年にその対象の診断基準を示し，2009年に外来森田療法のガイドラインの作成を行った。私たちの外来とスーパービジョンの経験の蓄積から森田療法の技法論を中心に，森田療法の学び方を話せる準備が整った。本書では，森田療法の見取り図を説明し，それに基づいた技法論，治療の進め方について解説する。

私たちは患者がとらわれから抜け，世界が広がる感覚を共にわくわくしながら味わっているが，その感覚を技法という形で伝えていきたいと考えている。

第2章

森田の臨床実践
Morita's practice

はじめに

　今まで森田療法に対して，ある種の分かりづらさあるいは近寄りづらさがあるように思われる。それは入院森田療法，特に1週間の臥褥期に代表されるような対話型精神療法とは対極にある精神療法というイメージによるものかもしれない。そこでは患者の訴えは取り上げられず（不問技法），行動的体験を重視する訓練的，修行的精神療法であると理解されてきた。

　あるいは創始者である森田正馬（もりたしょうま／まさたけ。1874年生まれ-1938年没）が自在に仏教，特に禅の言葉を患者の心理的状態を明確にするメタファーとして用い，それが分かりづらさに結びついていったのだろうか。いわば宗教性を帯びた精神療法と理解されてきたのであろうか。

　第1章で述べたが，たしかに森田療法は，その思想は語られるが，技法論が論じられることの少ない精神療法である。私はこの点に関して土居健郎の批判に耳を傾けるべきであろうと思う。土居は，次のように述べる。

　　森田学派の人たちはこの際，医者の行うことと，患者の内部におきる治癒機転とを十分区別しないで論じているように思われる。森田療法で医者の行う主なことといえば，病気の成り立ちについての一般的説明と，それに準じて折にふれ与えられる助言である。この際患者は暗黙のうちに医者を信頼することを要求されている。そしてまた患者の個人的問題は原則としてふれられず，もしふれられても重視されることはない。（土居，1961）

これは1950年代の入院森田療法について寄せられた批判である。そこでは治療システム，治療者の存在，折にふれて寄せられる治療者の助言などが渾然一体となり，それが患者の変化を引き起こしたものと考えられる。

　われわれは，土居の批判を受ける形で入院森田療法の治療構造や治療者の介入方法，そしてそこでの患者の変化のプロセスを明らかにしようと試みた。そのことが外来森田療法の新しい展開に結びついたと考えている。そして対話型精神療法としての外来森田療法では，治療者の介入方法（技法）は不問，つまり患者の訴えを取り上げないことではなく，その意味を斟酌した上で，むしろ問うことへと変わっていったのである。

　ではこの問うこととはどのようなことか。その基本的枠組みはどのようなものかを明らかにしたい。まずは「森田の治療実践」と題して，森田自身が自らの悩みを克服し，そこから掴んだもの，さらに入院森田療法の症例のやり取りを示し，森田の問うたこと，の基本をその臨床から明らかにする。

I　森田の病と森田療法

1. 死の恐怖をめぐって

　森田は幼少時期から活発，好奇心が強い反面かなり神経質だった。9歳ごろ村の寺で極彩色の地獄絵を見て，死の恐怖に襲われ，夢にうなされた。これが彼の人生を決めることになる。彼は後に述べる。

　　「私は少年時代から四十歳ごろまでは，死を恐れないように思う工夫をずいぶんやってきたけれども，『死は恐れざるを得ず』という事を明らかに知って後は，そのようなむだ骨折りをやめてしまったのであります」。（森田，1931a／1975）

　このころから死の恐怖をいかに克服するかが，彼の人生上のテーマとなった。森田が悩んでいたのは，死の恐怖だけではない。多彩な神経症的症状を抱え，さまざまな治療を受けていた。森田の心をとらえて放さなかった問題

の中核は，生と死，生きることと死の恐怖であった。森田は，宗教，東洋哲学に興味を持ち，また高等学校から大学時代にかけて腹式呼吸，白隠禅師の内観法などを試み，加持，祈祷などの観察，実験を行った。これらが死の恐怖に基づく自らの心身の不調を乗り越えるためのものであったにせよ，森田療法の理論を作ることに役立った。それとともに彼の青年期を特徴づけるのは，父への反抗である。たとえば父親は森田が身体虚弱であること，学費が続かないことを理由に高等学校進学を許さなかった。そこで森田は，「父にそむいても，独学で何かに，かじりつこうと決心した」（森田，1928／2004）。父への反抗であり，自立への試みである。青年期の親に対する自立と依存をめぐる神経症的な葛藤がこのような形を取ったのである。

2. 神経症克服経験と森田療法

　1898年（25歳）に，森田は東京帝国大学医学部に入学した。大学入学後も相変わらずさまざまな身体症状にとらわれ，内科で神経衰弱および脚気と診断され，治療を受けていたが，捗々しくなかった。進級試験を前に悶々として勉強に身が入らず悩んでいた時，後には森田の誤解であったことが分かったが，父からの学費の送金が遅れた。森田は父親へのあてつけもあり，必死の思いで開き直り，今まで飲んでいた薬や治療を一切止めた。そして，目の前の課題であった試験勉強に必死に打ち込んだ。そこで驚くべき体験を森田はする。彼を長年にわたって悩ませ，苦しめてきた神経衰弱や脚気の症状は一気に軽快し，試験の成績も意外に良かった。不安から逃げないこと（不安の逆説），注意を外に向け，目の前の作業に入り込むこと，そのためには捨て身（開き直り）になること，などが自らの心理的変化を引き起こすことを知った。森田は森田療法の技法の根幹に関連する体験をした。そして次第に神経症的不安は影を潜めていった（森田，1928／2004）。

3. 治療法の確立を目指して

　森田は1902（明治35）年（29歳）東京帝国大学医学部卒業後，父親の反対を振り切って直ちに精神医学を志し，当時精神医学担当であった呉秀三教

授の門に入った。森田は大学院学生となり，「精神療法に就いて」と題する研究テーマを提出した。死の恐怖をいかに克服するか，をテーマとした神経衰弱，神経症の精神療法への探求は試行錯誤，成功と失敗の繰り返しであった。強迫観念（尿意をおそれて外出できない患者）を催眠術で治し，作業療法を精神障害者に試み，ある程度の効果を認めた。また神経症者に生活正規法，臥褥療法，説得療法を試みた。そして森田が40歳を過ぎてから，神経症に対する独自の心因説を発展させ，その治療法が次第に形を現してくる。

まずは森田が41歳の時に今でいうパニック障害を1回の面接で治し，その後もこれと近似の病態の治療については，自信を深めていった。しかしどうしても治療がうまくいかなかったのは，人前での恐怖を執拗に訴える赤面恐怖である。それらの一群を森田は対人恐怖と名付けたが，それは治らぬもの，不治の病とさじを投げたこともあった。

彼が46歳の時（1919年），知人を自宅に預かり，自宅で治療を行うことが次の転機となった。初めて赤面恐怖の患者を治すことができたのである。森田自身は，この入院療法を家庭的療法と呼んだ。おそらく，この時期に森田の中で「死を恐れない工夫」から「死は恐れざるを得ない」という人生観の転換がなされたと思われる。彼の神経症的不安の最終的克服段階である。

その後森田は，堰を切ったように森田療法に関するさまざまな著書を著すようになる。「神経質及神経衰弱症の療法」（1921／1974）「神経衰弱と強迫観念の根治法」（1926／1995）および，彼の博士論文をもとにした「神経質の本態と療法」（1928／2004）が代表3部作と呼ばれる。

II 森田の治療実践

1. 入院治療について

まず森田が最初に成功した赤面恐怖治療例を挙げる（根岸症例，1919年）。この症例に対する森田の治療は完成された治療システムによる方法と違い，日記を中心とした個人精神療法に近い。この治療的介入（技法）は外来森田療法への示唆に富むものである。さらに治療システムが完成した後の森田の

実践にも触れ，そこから森田の入院治療における技法の根幹を示す。

当時，森田家では，妻久亥，長男正一郎，お手伝いさん，のちには代診を務めた弟子たちが患者たちの生活を支え，治療に協力していた。森田は個別に面接することはなく，もっぱら入院している人たちを集めての講話，日記指導，生活指導をしていた。実際，入院中，森田と一言も言葉を交わさなかった人もいた。

森田は「久亥の思い出」(1937／1974) で当時の治療状況を回顧して「家庭的療法であるから，特に久亥の助力が大きかった。治療上の助手ともなれば，看護長ともなった。……創業時代は，なかなか妻の働きの必要があった。特に不潔恐怖の患者は，かならず一度以上は，妻に叱られ，泣かされて始めて治療の緒につくということが多かった」と述べている。森田を支え，治療に協力を惜しまなかった久亥が果たした役割は大きかった。

このように，森田は家族を含めた自分の生活と治療を分けなかった。森田学校と呼ぶ人もいたように，病院というより寮か，下宿先で親しくその主人や家族と交わっているかのようであった。

当時の入院森田療法は，臥褥期，軽い作業期，重い作業期，複雑な実際生活期の4期とし，それを森田は心身の自然療法，体験療法などと呼んだ (1928／2004)。そこでは気晴らし行為などは禁じられ，作業へ積極的な取り組みが要請される。

2. 赤面恐怖症の治療例（森田，1921／1974；1926／1995）

1) 赤面恐怖の症例

症例は20歳の学生で，発病は16歳ごろだった。当時，学校では赤面すると大勢ではやし立てることが流行っていたため，赤面恐怖が多くなった。彼もそのころに発症して，18歳のころから症状がひどくなった。そのため，人に見られるのが恐ろしくて電車にも乗れず，二里あまりの道を雪の日でもかならず徒歩で通学していた。そのような自分に悲観し，とても社会の役に立っていくことはできないと考えて学校を中退，種々の治療を受けた。しかし効果なく，一時は自殺も考えたが，森田のことを知り治療を受けることに

なった。家庭はやや複雑で，母親は亡くなり，義母がいる。父親は当時の中国，満州で事業を営んでいた。

そのほかに患者の訴える症状として，精神刺激性，頭重，精神のもうろう感，多夢，注意散乱，記憶力減退，目には彩塵，残像のあることを苦しむなどである。森田が入院治療に当たって何を説明したのか，記録にはない。おそらくは「ただ寝ていればよい」という臥褥の注意を簡単にしただけで治療に導入したものと思われる。ここでのやり取りは患者の日記による。

2）治療の第 1 段階──症状をめぐって

臥褥は 4 日で終わった。第 5 日から起床し，室外で終日ブラブラしていた。その後の日記には，先生（つまり森田）に関する記述が多く，講話，日常生活での触れ合いを通した個人精神療法というべきものである。読みやすさを考え，一部をひらがななどに改変した。

①思考への介入とその方向性

「先生は赤くなるのを止めるのではなく，堪えるのである。……また人中に出て行くのが怖くなくなればよいではないかと言われる。かえって怖くなくとも恥ずかしくなくとも赤くなっては厭である。夜，散歩中に先生と以上の話をして歩いたが，肝心の自分の顔が赤くなるということを忘れていた。この境地であると思う。残像や彩塵も気にとめて心配せよ，顔も自分から赤くせよと先生にいわれた」（入院 15 日目）

「四日間の臥褥の経験や，煩悶即解脱や，水波の喩など先生から説明され，私は今日神経質の者は強壮な身体を一人で勝手に病気であると信じ，恐れているのである。恐怖は心に起こった波である。これを消さんとする事はかえっていけない。自ら消えるのを待つべきであるという事が良く了解された。苦悩を通じて関係を待つべきである」（入院 17 日目）

森田と根岸青年は二人で彼の症状とその解決方法について当初はしばしば話し合っている。赤面を止める努力でなく，堪えること，人前に出て行けれ

ばよいのだということ、そして気になることは気にすまいとするのではなく、赤くなること、残像のことも気にするように提案、助言している。森田の逆説的接近である。

　森田はとらわれ（悪循環）[注1]を明確化しながら、患者が本来自然な反応である赤面（あるいは感情体験）[注2]を何とかしようとあがいていることに介入する。それを受け入れるように、あるいは赤くなるようにと逆説的に接近している。ここでの森田は、心身の反応を打ち消すのではなく、受け入れる方向へ患者に介入し、思考[注3]の転換を図っている。そして待つことによって、恐怖が変化する体験をできるように働きかけている。

②生の欲望への注目
　彼はすでに入院19日目、20日目には次のように記載する。

　　「……先生は言われた。君はこのころ自分の健康を忘れていた。健康と思い病と思う。ともに病のしるしである。前には君は治療のつもりで仕事をしていたが、このごろ働きたいから働いている。目的を忘れている。これが真の生活の湧き出ずるところである」（入院19日目）

　この根岸青年が記載しているように、症状へのとらわれが少なくなるとともに、その時々でしたいことに取り組むという「生きる欲望（生の欲望）」[注4]の生活場面での発揮がみられるようになる。森田はそのような患者の「生の欲望」を信頼し、それを治療者としてしっかりと照り返し、明確化

注1）とらわれ：注意が知覚（症状）に引きつけられ、そうなることでさらに知覚が鮮明になるという悪循環プロセスをいう。
注2）感情およびそれに付随する心身の反応はそれ自体自然なもので、何ら病理性を持たないという森田療法の重要な仮説の一つ。
注3）本書では思考を認知と同義語として用いる。そして認知（思考）を幅広く「思考のほかに、イメージ、夢、白日夢そして記憶を含む」（Persons, 1989）と定義し、行動とはあることを行うこと、という一般的な意味で使う。

する。この「生の欲望」への注目，そして欲望から恐怖を読み替え，それを自覚させ，その生活世界に発揮することの援助は，森田療法の技法の重要な部分を占める。

③症状の消失と治療者への依存の指摘

　「坊ちゃん（森田の愛息正一郎のこと）の運動会で先生と三人で電車で行った。何ともなかった。飛鳥山で大勢の生徒の群の中でも赤くならない。……帰りに床屋によった。以前は鏡の前で真赤になったのだが今日は何ともない。今日が一番元気のよい日である」（入院20日目）

症状が消えてなくなって，彼は有頂天である。これに対し，森田はぴしゃりとコメントする。このあたりの森田の治療は鋭い。「元気になったのは矢張り病的である。また次にはその反動が来る。その如き事を経る間にいつとは知らず，何とも思はなくなり真の健康となる時が来る」。つまり症状があるかないかに左右される神経症的思考のあり方を鋭く指摘し，その修正を迫るのである。

さて根岸青年は20日で退院，一度家に帰った後，房州に転地療養する。その間彼は，自炊をし，農業を手伝い，日記を書いて森田に送り，森田はそれにコメントを加え送り返した。しかし森田が見抜いているように，それは仮の姿でまだ本物ではない。「先生の言葉を思い出して感服した」，「そして先生の明るい処が恋しくなった」「夜は先生と講演会に行った。先生と一緒のためか，恐怖を感じなかった」など，日記には先生についての記述が多く，いかに彼が森田を頼り，理想化の対象としているかがわかる。

それに対して「君の病に対する今の自信は皆君のではなく私の自信である。私から離れなくてはならぬ」と鋭く彼の依存を指摘し，明確にし，それ

注4) 生の欲望とそれに伴う不安，恐怖（象徴的には死の恐怖）は盾の両面であると森田は考えた（1926／1995）。森田療法の重要な介入方法の一つとして恐怖に圧倒されている患者の生の欲望を治療者が照らし出し，それを生活世界に発揮できるように援助することがある。

に直面させていく。

3）治療の第2段階――自己をめぐる問題へ
①不問そして「とらわれ」の明確化

根岸青年はまだ細かいことに拘泥し，それを日記で訴えてくる。「しかしやはり病は恐ろしい。間欠泉のように一カ月中の幾日かは，赤面恐怖が激しくなるようである。注意してみると，髪の伸びたころがもっとも頻度が強いようである。床屋に行くのが恐ろしいのに関係しているかもしれない。……そして煙草のことが気になった。先生からは何の返事もない」

それに対して森田は「零細のことに拘泥する必要がないから，ことさらに返事をしなかった」とにべもない。さらに解説として「読者に対して一言する。これは不問療法といって，患者が些細な事を気にするのに対して，ことさらにこれを不問に付して拘泥を去らんとするものである」という。

「不問療法（技法）」とは，神経症的思考に治療者が巻き込まれず，あえて不問とし，それを無力化していく方法ともいえる。そして重要なことは，その技法と対となり，生活世界への踏みだし，そこでの行動的経験を促していく介入である。

一方，同じ日記で「朝起きても先日中のやうに気が晴々しない。額から頭へかけて火照る。今日一日もまた赤くなる日であると予想する」と訴えれば，「毎日顔の赤くなるのを測量している。赤面計といふ器械である」と根岸青年の症状へのとらわれに対して森田は辛辣に指摘し，それに対する自覚を深めようとする。

②自己をめぐる問題と親との葛藤を扱うこと

このように森田は自在に患者に思考の修正を働きかけながら，とらわれを打破しようとする。そして次第に治療は森田のいう人生観（神経症的思考の中核）の修正をめぐって行われるようになる。「かくあるべし」という理想の自己と「かくある」現実の自己との葛藤を扱うことになる。それは根岸青年自身の進路を，自己をあるいは生きることそのものをめぐる問題である。

彼は父の勧める実業家としての道と芸術家として進む道との間で激しく葛藤する。自分は芸術家になりたい，それが人間として真の道である，しかし父の意向にも背けない。

そこに森田からの日記のコメントが戻ってくる。

「先生から日記が戻って来た。例の通り赤インキの跡をむさぼるようにして駈け廻った。私の頭は今二組にわかれている。一つは父母の愛に，ありのままに抱かれようとする心，今一つは猪突的に芸術に進もうとする心である。五分ばかり先生の文を読んだだけで，第二の組の心はガンと打ち砕かれた。
『この度し難き愚物め』と大喝されたように，びっくりした。たまげるとともに，今まで隠れていた真の自分が，心の隅から飛び出した。真の自分は『芸術だ芸術だ』と足も空に駈け廻った，あんな浮気なカラ元気ではなかった。飯を食い始めた。『あなたは芸術品を鑑別する力がありますか』。先生の言葉を想い出して，顔が真赤になった。無惨にも私の仮面は打ちはがされた。もう恥ずかしくて恥ずかしくて堪えられなくなった。……要するに私はうまい工合に，芸術という仮面を被って，愚な弱い自分をごまかしていたのだ」

森田は「かくあるべし」と自分を縛っていた根岸青年の神経症的思考を共感的だが厳しく指摘し，その自覚を促し，ありのままの自分を受け入れるように介入したのである。根岸青年はあたかも夢から覚めたように，今まで文学，哲学，といったことが実は自分の弱さを隠すための手段だった，と情緒的感動を伴って自覚した。そして今までのような青年期の神経症的な両親への反発から，その関係の結び直しへと変わっていった。彼の親からの自立と社会化というプロセスの始まりである。これは森田の経験に即していえば，「死は恐れざるを得ない」という事実，つまり自己の弱さをそのまま認めることができるようになったということを意味する。森田という治療者との時にはスリリングなやりとりを通して根岸青年が自覚し，洞察することができたのである。

森田は神経症的思考を，傷つけることなく彼に伝え，受け容れさせた。こ

の治療は，たんに赤面恐怖の治療ではない。自己愛の病理に対するみごとな治療である。肥大した，それゆえ傷つきやすい自己愛（我執）を，彼を傷つけることなくその病理を打破し，しかも彼がもつ健康な自己愛を育てていったのである。（北西，2001）。

3. 入院森田療法の事例——徹底した不問とは

赤面恐怖で1931（昭和6）年に森田の治療を受けた患者の入院経験を紹介する（大西，1976）。

>「入院している間，先生からは一度も，話をするから集まれというような改まった講義はなかったのであります。先生の話は，現実にぶつかって，たとえば庭に出られてそこにいた患者の作業ぶりにぶつかって，やむにやまれない気持ちから話が展開するのです。……ここでの生活は，入院するまでは思ってもみなかった生活であります。赤面恐怖に対する処置は何らしてもらえませんでした。頭痛に対しても何ら問題にしてくれませんでした。……私たちは朝早くから起き掃除をして，ご飯を炊き，便所の掃除をしたのであります。これは普通の家庭での雑用仕事ということになります。……ここでの生活には緊張感があります。……なんの思慮もなくただ体を動かしておるという作業ではありません。そのようなお使い根性というか形だけの働きぶりは直ちに見破られて，先生あるいは奥様からやりこめられます。かくして，いつの間にか私たちは，対人恐怖も頭痛も消え，時間を惜しみ，物の性を尽くすという時々刻々の心の働きに，人生の感激と喜びを味わうようになるのであります。……」

この描写に，森田療法の作業すなわち，日常生活への行動的体験の意味がよく現れていると思う。一つは，森田は赤面恐怖をそのまま扱わず，徹底的に不問とし，それと対でその時々の作業に取り組むことを厳しく助言する。そして患者の症状は，作業に没頭することで変化し，消失するのである。しかもその作業，行動とは，その時々の状況に応じた臨機応変さを要請され

る。それとともに，お使い根性，つまり形だけの行動は厳しく戒められる。

III　森田の介入法

森田の臨床からとりあえず基本的ポイントを取りだしておく。

1. 思考への介入

森田は赤面恐怖へのとらわれを明確にするとともに，それをそのまま受け入れること，あるいはさらに逆説的に赤くなってみるように介入していく。

森田の重要な治療仮説の一つとして，身体レベルを巻き込んだ不快な感情反応（不安，恐怖，抑うつなど）は，自然なものでそれ自体何ら病理的ではないと考える。新福（1968）は，赤面という反応を一次的過程，それにとらわれる過程を二次的過程と呼んだ。この一次的過程の「顔が赤くなる」ことはその人の自然な感情反応（素質と学習）であるが，それへの関わり方（二次的過程，思考のあり方を指す）を森田療法では問題とし，それが神経症性障害の発生，持続にもっとも重要であるとする。それを「あってはならないもの」と決めつけ，それを何とか排除しようとする時にとらわれ（悪循環）が形成される。

森田はこのとらわれ（悪循環）に対して，一方では神経症的思考の修正を試み，その技法として，そのとらわれの明確化，逆説的接近（あえて赤面する），症状を受け入れていくこと，などの働きかけを行う。それとともに，患者の依存を鋭く指摘し，それを患者自身が自ら引き受けられるように自覚を促していく。

2. 不問と行動への働きかけ（対であること）

患者の症状への神経症的思考（とらわれ）は，入院場面では徹底的に不問とする。これは，神経症的コミュニケーションや神経症的思考に巻き込まれず，それを無力化させる介入ともいえる。しかもこれは森田（そして妻久亥）の行動，すなわち作業の取り組みへの徹底した介入と対になっている。

その作業の取り組みは主体的であることが要請され，受け身である（お使い根性）時には，厳しく指摘される。しかもそれは頭で考え，計画した行動，作業ではなく，その状況に入り込み，そこでの臨機応変ぶりが治療者によって問われるのである。

3. 生の欲望への注目とその介入

患者は恐怖に圧倒され，生の欲望を自覚できない状態であると森田療法では理解する。森田は患者に神経症的思考に言語的に介入し，あるいは不問を通してその無力化を図る一方，作業，行動的実践を通して生の欲望の生活場面への発揮を促すのである。これも森田療法の基本的介入法である。

4. 治療の二段階

治療的介入は，患者の症状へのとらわれから，自己をめぐる問題へと一般には進んでいく。森田療法では，その第二段階では「自己存在に対する自己の態度」（新福，1980）への介入を行う。そこではしばしば根岸症例のように，親，配偶者などの葛藤への介入も必要とする。

第3章

森田療法の基本的考え方
――自然／反自然の枠組みから――

Basic Concepts of Morita Therapy : Natural vs. Unnatural

I　森田療法の基本的枠組み

1. 森田療法と自然

森田は次のように自らの精神療法の特徴について述べる。

　　「本療法の実質は，心身の自然療法であって，これをまた体験療法とも見ることができる」，「患者の実証，体得によって，自然に服従することを会得させようとするものであって，根本的の自然療法である」，「……人為的の工夫によって，随意に自己を支配しようとすることは，思うままにサイコロの目を出し，鴨川の水を上に押し流そうとするようなものである。思う通りにならないで，いたずらに煩悶を増し，力及ばないで，いたずらに苦痛にたえなくなるのは当然のことである。それなら自然とは何であるか。夏暑くて，冬の寒いのは自然である。暑さを感じないようにしたい。寒いと思わないようになりたいというのは，人為的であって，そのあるがままに服従し，これにたえるのが自然である」（森田，1928／2004）

森田にとって私たちの経験とは，自然の現象そのもので，治療の着眼点は，自然（事実）に服従し，自己の経験をありのままに受け入れることである。そして私たち人間が，自然である心身の活動を自分の思うように支配しようとし，それが苦悩を作ると理解する。これが反自然的なあり方で，そこには厳しい人間の思い上がり，肥大した自己意識への鋭い批判も含まれている。

つまり森田療法は，自然対反自然という枠組みに基づいて組み立てられている。それは自己と自然の関係を問うことになる。ここで語られる自己と自然の関係は，西欧でのそれと大きく違っている。木村（1988）が指摘するように，西欧では，自己は「内面性」として内部に位置づけられ，これに対して自然は「外部にあるもの」なのである。西欧での自然は，対象化され，分析される対象となる。そして内面性として位置づけられる自己，あるいは精神は人間独自の動きを持つと考えられている。それがフロイトの創始した精神分析の，そして西欧の精神療法の枠組みとなっている。それに対して東洋では，そして森田療法では自然は決して外部にあるものではなく，万象の根源的なエレメントであり，「外部」に位置づけられるものではない。そこでは内的自然と自己の関係のあり方が問題となる。

2. 精神と身体

では精神と身体の関係は森田療法ではどのように理解されるのであろうか。

> 「精神療法ということを知るには，まず身体と精神の関係について知らなくてはならない。……余などの採る説は，心身同一論であって，心身は単に同一物の両方面である」
> 「精神とは，私たちの生活活動そのものであって，この活動を除いて私たちは認むべき何物をも持たない」（森田，1921／1974）

精神と身体は，同じものの両面であり，そこに内的自然も含まれてくる。つまり心身自然一元論である（北西，2001）。精神は，生活活動そのものであり，森田療法家は，患者の生活世界での関わり，活動に介入することで治療を進めていく。

> 「私の神経質に対する精神療法の着眼点は，むしろ感情の上にあって，論理，意識などに重きを置かないものであるから，さらに感情のことについて，少し説明を加えておかなければならない」（1928／2004）

そしてその経験の中心は，感情体験である。重要なこととして，この精神療法は，論理，意識，そして思想（ここではそれを自己意識と一括して呼び，さらにその中での中心的なものを思考，認知とする）などに重きを置かず，むしろ感情に焦点を当てていく。

II 反自然的なあり方と葛藤（思想の矛盾）

では反自然的なあり方とはどのようなものか。

原始仏教では，私たちの苦しみとは「自己の欲するがままにならぬこと」，「自己の希望に副わぬこと」と理解する（中村，1970）。苦しみとは，すべてのものが無常である（自然である）のに，私たちが事物をすべてわがものであると考え，執着している（反自然なあり方）から苦しむのである。この人間の苦悩に対する理解は，森田療法とも共通する（北西，2001）。

原始仏教でつかんだ人間の苦悩，葛藤を森田療法ではどのように理解するのであろうか。それを自然−反自然という軸から理解していく。

森田は森田療法の原理の一つとして，思想の矛盾の打破を挙げ，それを「かくありたい，かくあらねばならぬと思想する事と，事実すなわちこの想像する結果とは反対となり，矛盾することに対して，余が仮に名付けたものである」（森田，1928／2004），「かくあるべしという，なお虚偽たり。あるがままにある，すなわち真実なり」（森田，1934a／1975）とした。思考（思想）[注1]で自己自身を「かくあるべし」と縛っているあり方は虚偽であり，それはあるがままの心身のあり方を事実として知らず，受け入れていない，と鋭く論破する。この思考を自己意識[注2]と理解するならば，自己意識と私たちの感覚，感情，欲望，身体そしてそれらを支える内的自然との抗争こそが私たちの葛藤の源泉であるとした。

注1）「べき」思考と「神経症的思考」は同じ意味であるが，「べき」思考をより一般的な意味として使う。
注2）（自己）意識とは，認知し，思考する心の働き。感覚的知覚に対して，純粋に内面的な精神活動（『広辞苑』，第6版）として用いる。

そしてこの自己意識のあり方とは，言語を媒介とし，自己と世界を「思うがまま」に支配しようとする世界への関係の仕方，または自己愛的，強迫的なあり方である。
　それは，①自己と世界を「われの所有である」と考えること，②それに基づいて組み立てられた論理（「かくあるべし」と自分や他者に要求する自己中心的な思考），③肥大化した自己意識（自意識過剰，世界が自己中心にまわっていると考えること），④言語によって裏付けられ，物事を差別化していくような論理の優位と身体，内的自然（あるいは感情／欲望）の劣位（頭でっかちで自分中心に組み立てられた思考や行動のパターン），などで特徴づけられる（北西，2001）。この思考のあり方を本書では「かくあるべし思考」（「べき」思考）と呼ぶ。そしてその思考の特徴付けられた自己のあり方を「理想の自己（かくあるべし自己）」，私たちの感覚，感情，欲望，身体などより自然なものを担う自己を「現実の自己」とし，そこでの抗争を基本的葛藤の様式として理解する。
　そして森田療法において事実を知ることとは，反自然的な自己意識を削り，自然な心身，内的自然をありのままに受け入れ，それを経験することである。森田療法の技法はそこにぴたりと焦点が当てられていく。

III　森田療法で目指す経験とは

　森田が説いてやまない心身の自然とはどのような経験であろうか。そこに森田療法の目指す治療目標があり，それを得るために技法論が展開していく。

1. 精神の流動性——生活世界との関係から
　森田は私たちの精神について次のように述べる。「精神の研究は，必ずこれを外界と自我との相対の間に求め，その変化流動の内にきわめなければならない。……内界と外界の間に，相関的に絶えず流動しているもの，これが精神というものである」（森田，1928／2004）。
　私たちの考え，感情，行動などは生活世界と密接に関連を持ちながら，流

動し，変化していく。森田はその精神の流動性を「感情の法則」(1928／2004) として取り出し，この精神療法の基盤に据えた。「感情の法則」の要約を挙げる。

1) 感情は，そのままに放任し，あるいは自然発動のままに従えば，その経過は山形の曲線をなし，ついには消失する。
2) 感情はその感覚になれるに従い，その鋭さを失い，次第に感じなくなってくる。
3) 感情はその刺激が継続して起きる時と，注意をそれに集中する時に益々強くなる。
4) 感情は新しい経験によって，それを体得し，その反復によりそれを養成する。

 高良は，それを行動との対比において明確化した。すなわち人間の感情は自然なもので誰の責任でもなく，時に任せて放置するしかないこと，それとともに，感情をありのままに受け入れていくことの重要性である。一方人間の行動は相当分自分の意志で行なえるという実践的行動の勧めである（高良，1976）。
 ではどのようにしたらこの感情の法則を自らのものとして経験できるだろうか。それが森田療法の技法の枠組みであるが，それにはつぎの3点が重要であることを指摘しておきたい。

1) 生活世界への直接体験の重要性である。私たちは，生活世界に行動を通して直接ふれあい，そこでさまざまな感情や欲望を感じ，それが生活世界を意味づけ，そして行動を多様で，変化に富んだものとする。ここでは感情や欲望と行動は別物ではなく，私たちが世界を感じていくための重要な手がかりとなり，それが経験といわれるものである。治療的介入の一つとして，患者が直接行動的に生活世界に関わり，そこでの多様な感情体験をできるように援助することである。

2) この流動性に満ち，時に私たちを翻弄する感情とどのように関わるのか，が問題となる。この感情を「かくあるべし」と決めつけずに，ありのままに認識することが事実を知ること，すなわち自然で豊かな感情を経験するには必要なこととなる。治療者は，患者の「べき」思考に介入し，自然な感情体験，さらにはそれを担っている現実の自己をありのままに受け入れていく作業に患者とともに取り組むことになる。それには「べき」思考の介入と生活世界への直接的体験の促し，すなわち行動の変容への働きかけが必要となる。
3) また患者は「引き受けられない人」「待てない人」である。多様な感情を受けとめ，引き受けられないとそれを排除し，あるいは回避し，結果として自然な感情の流動性が失われ，その豊かさ，豊穣さを失ってしまう。自己の感情経験を「待つこと」，「抱えること」の重要性を指摘しておきたい（北西，2001）。

2. 相即・対性──欲望と恐怖のダイナミズムから

精神の流動性とは，どのような力動を持つのであろうか。森田（1928／2004）は私たちの精神活動の重要な力動として拮抗作用を挙げた。森田の説明は次のようなものである。「私たちの精神活動には，拮抗作用とか相対作用，調節作用とも名づけることのできる現象がある」。

森田は人間の心身の現象を「生の欲望」と「死の恐怖」という二つの対立する事象の拮抗，あるいは抗争から理解しようとした。

森田はそれらの関係について，次のように述べる。

> 「我々の最も根本的の恐怖は，死の恐怖であって，それは表から見れば，生きたいという欲望であります。これがいわゆる命あっての物種であって，さらにその上に，我々はよりよく生きたい，人に軽蔑されたくない，偉い人になりたい，とかいう向上欲に発展して，非常に複雑極まりなき私たちの欲望になるのである」（森田，1931a／1975）

この欲望と恐怖の関係は，表裏一体の関係であるが，それらはしばしば相反し，時に抗争する。恐怖の背後に，生きたいという欲望があり，それらは生命的レベルからよりよく生きたい，偉くなりたいという社会文化的レベルまでが含まれている（大原・他，1970）。しかしここで重要なことは欲望と恐怖の関連であり，そのダイナミズムである。

これと関連して藤田は「生の欲望と死の恐怖」「精神と身体」「知性と感情」など相対性ないし相補性として理解されるものが多いと指摘し，その二者対立が症状の異化作用，排除の意識を作るとする。森田のいう思想の矛盾である。そして治療技法はこの二者対立的な観点を本来の「対性」の関係として一つに結ぶ意識（態度変更）へと導く工夫が必要となる，とする（藤田，1992）。それにはどのような工夫が必要なのだろうか。さらに具体的に検討する必要があろう。

この対立しているように見えるが，実は一体不離である関係を相即・対性と呼ぶことにする。相即とは「対立するように見える二つの事象・事物が実は一体不離であること。華厳経学の縁起思想では相即相入という」（中村・他，1989）。

つまり二つの相反すること，象徴的に言えば死と生，死滅と再生が対となり，それらは生活世界と連動しながら，流動し，変化している。つまり精神の流動性と相即・対性の力動は深く結びついている。

3. 自然論と生命論

分子生物学者の福岡（2009）は，最近の分子生物学の動向を踏まえて，生命現象を動的平衡の概念を使って説明している。1941年に自らの命を絶ったシェーンハイマーの考え方を援用しながら，彼は次のように述べる。

> 「生命とは動的平衡にある流れである」，あるいは生命は「可変的でありながらサスティナブル（永続的）なシステムである」。「つまり私たちの生命を構成している分子は，プラモデルのような静的なパーツでなく，例外なく絶え間ない分解と再構成のダイナミズムのなかにある」

「サスティナブルは，動きながら常に分解と再生を繰り返し，自分を作り替えている。それゆえに環境の変化に適応でき，また自分の傷を癒すこともできる。……環境にあるすべての分子は私たち生命体の中を通り抜け，また環境に戻る大循環の流れの中にあり，どの局面をとっても，そこには平衡を保ったネットワークが存在していると考えられるからである。平衡状態にあるネットワークの一部分を切り取って他の部分と入れ替えたり，局所的な加速を行うことは，一見効率を高めているかのように見えて，結局は平衡系に負荷を与え，流れを乱すことに帰結する」

　福岡の考えを詳しく紹介したのは，森田療法における自然論と密接に関係があるからである。ここで述べられている生命体とは，環境と深く関連し，ダイナミックに変化しながら，かつ平衡状態を保っている。つまり動的平衡とはここで挙げた心身の流動性であり，そこでのダイナミズムは消滅と生成，すなわち相即・対性の力動から成り立っている。
　そしてこの流動性が失われ，恐怖，苦悩にそのまま固定してしまった事態こそが一般に患者が症状と呼ぶもののほかならない。森田療法の介入，技法とは，苦悩を取り除くことではなく，失われた流動性を取り戻し，恐怖と欲望，喪失と生成の関係の結び直しを行い，本来の関係に戻す作業なのである。それはそのまま自然治癒というプロセスに軌道を修正する作業でもある。

IV　森田療法における行動とは
　　──無所住心とアフォーダンス

1. 自在な行動と初一念／無所住心
　森田は私たちの行動について次のように述べる。

　　「我々の心は，少し注意して，深く観察すると，自然の本能は，驚くべき微妙さをもって，周囲に適応して反応している。……これを禅の方で『初一念』と名付けてある」（1932a／1975）

「精神が四方八方全般に働いて，しかも現在の仕事の最も適切にできる状態を，「無所住心」というかと思います。これがいわゆる「悟り」でありましょう。……「悟り」の境涯は，すべての行動が，自由自在で，最も適切に働く時の状態であるが，他の方面からみれば，我々の本能とか，自然良能とかいうものは，ほとんど不可思議的に，適切なる働きをするものである。出し抜けに目の前に石が飛んでくる。パッと身をかわす。小さなごみにも，知らぬ間に，目を瞬いて，目に物を入れない。悟りの働きは，このような微妙さの発揮されたものである」(1933a／1975)

「本当の大悟徹底は，恐るべきを恐れ，逃げるべきを逃げ，落ち着くべきを落ち着くので，臨機応変ピッタリと人生に適応し，あてはまって行くのをいい，人間そのものになりきった有様をいうのである」(1932c／1975)

「一度自覚ができた時は，初めて我々は，自分を主義や型にあてはめる事は，全く不可能であるという事が，明らかにわかり，クラゲの生活のように，自然のままにある時は，大安楽であるという事がわかる。それで私の『自然に服従し，境遇に柔順なれ』と文句ができる』(1933b／1975)

森田の行動論は「自然に服従し，境遇に柔順なれ」から始まる。それは自分を型や主義に当てはめず，クラゲのように環境に対して自然のままの自在な行動の重要性を指摘する。そこでは「恐れるべきを恐れ，逃げるべきを逃げ」という環境と密接に関連した自然な行動であり，それは認知，思考から規定されるものでもなく，刺激に対する反応として理解されるわけでもない。

ここでの行動は，対象や状況の認知とそれに対する評価，そして計画的行動という枠組みでは理解できない。この点に関して，最近展開されている新しい認知理論—アフォーダンスの考え方は行動に関して異なった理解をもたらす。

2. アフォーダンス理論

アフォード (afford) は「～ができる，～を与える」などの意味を持つ動詞であるが，英語にアフォーダンス (affordance) という名詞はない。この

理論の創始者であるアメリカの心理学者 Gibson JJ の造語である。Gibson はエコロジカル・サイコロジー（生態心理学）の提唱者で，伝統的な西欧の心理学に対する鋭い批判者でもある。

アフォーダンスについて，日本へのその概念の導入者であり，それについて精力的に実証を続けている佐々木の紹介（1994；2008）にそって簡単に説明する。

　　「私たちは，光や音や力の振動から情報を獲得している。……アフォーダンスはミクロな受容器ではなく，環境と持続して接触する，マクロに組織化された身体によって知覚されている」（佐々木，1994）

ここではすでに「刺激→反応」という単純な知覚の理解からのパラダイム転換が行われている。

アフォーダンスを別な表現をすると，「『環境が動物に提供するもの，用意したり備えたりするもの』であり，それはぼくらを取り囲んでいるところに潜んでいる意味である。ぼくら動物の行動の『リソース（資源）』になることである。動物の行動はアフォーダンスを利用することで可能となり，アフォーダンスを利用することで深化してきた」（佐々木，2008）。

このリソース（資源）は自然が無限な多様性と可能性そして非予測性を持つように，無限で，多様で，かつ私たちの認知，思考，あるいは自己意識の及ぶ範囲をはるかに超えている。そして私たちはその環境に準備されたリソースに導かれて，行動し，その行動が新たなリソースの認識，意味づけを可能とし，それがまた新たな行動へと結びついていく。このように行動の複雑性は環境との関連から作られていく。そこでは自己が環境と一体となり，それらの行動を作り上げるとも理解される。

　　「世界からの刺激を処理して中枢が『意味』をつくると考える『情報処理理論』にたいして，彼は世界にある意味をそのまま利用する自分の知覚モデルを『情報ピックアップ（抽出）』理論とよんだ。彼はぼくらが世界を『直接知

覚（ダイレクト・パーセプション）』していると言った。世界はそのまま意味になることがある。知覚とはそれを探す活動なのである」（佐々木，2008）

そして「身体は持続して環境とかかわることではじめてそこにある情報にふれることができる。Gibson はこのように知覚のシステムと情報が持続して接触することを『認識（コグニション）』とよんだ。認識は環境と生きものとの接点で起こってくるのである。（……）脳にあるのは世界の「地図」でなく，世界との関係を調整する働きの一部なのである」（佐々木，2008）。

ここではすでに今までの伝統的な認知，広い意味での意識の支配による行動とは異なった行動論が展開されている。私たちは行動という変化，動きと知覚システムが相まって世界に関わり，世界を認識し，そこからまた新たな行動が引き起こされるのである。

そこでは「行動を作り出している情報が行動をコントロールしている」（佐々木，2008）のである。つまり水中にダイビングし，魚をとるカツオドリの翼のたたみ具合や助走中のジャンパーの地面をたたく脚の力の微妙な変化が光学的変化を引き起こし，それが翼たたみや踏み切りという行動の転換を可能としている。

3. アフォーダンスと自在な行動

アフォーダンス理論に基づいた行動論は，Gibson のいう知覚システムにより直接行動を通して世界を知覚し，それによって情報をピックアップし，それが行動を修正し，そこからまた世界を知覚し，それがまた行動の修正につながっていく。無所住心，感じから出発するという森田の行動論とそのまま重なっていく。それはいわゆる自己意識，つまり認知に基づいて行動を行うのではなく，直接的に行動を通して世界に関わり，そこで経験していくことが世界と自己を知る重要な手段となる。

森田のいう「初一念」，「無所住心」は，自然な私たちの本能，あるいは無意識（身体，内的自然）がいかに環境と密接な関係を持って，驚くべき微妙さをもって，そこに適応しているか，を示している。そこでは私たち自身の

活動は環境と連動し，自由自在の動きをしている。
またここには森田が強調する「純なる心」とほぼ重なる行動論がある。

> 「また何か人の物を壊したりなどした時に，私が『過ちて皿を割り，驚きてこれをつぎ合わして見る，これ純なる心なり』といっているように，『アア惜しい事をした，なんとかならないだろうか』という風であれば，『物そのものになる』のであるが，『アアしくじった，あの人に怒られはしないか』といえば，自他の区別がはなはだしくて，壊れたものは平気で，ただ自分さえ罪を逃るればいいという風である。物そのものになる時に，初めてすべてが我物になり，何事も円滑に平和に収まるようになるのである」(1936b／1975)。

これを近藤 (2003) は「反省意識を含まない直接の経験」，内村 (2003) は「原感覚的に感じる心」と呼んだ。つまり反省意識を含まない原感覚的な経験，あるいは心の動きである。こうした自己意識，合理的認知を経ない，あるいはそれらの介在しない直接的な行動理解が森田療法の重要な点である。中村 (2007) が指摘するように，「患者の体験によって自然にもたらされた認知を治療者が跡づけ，強化するボトムアップの方法を重視する」ことに通じていく。

森田がその直感でつかんだ行動論は，このような知覚システムとアフォーダンスとの関連から光を当て，解き明かされる可能性が見て取れよう。ここに西欧で生まれた生態心理学（アフォーダンス）と森田療法が新たに出会い，森田療法の治療論を深めていける可能性を私は見出している。

ここでは自己意識あるいは思考，認知をいかに修正し，素直で純な心の動きに乗って行動できるか，が問われてくるのである。これがそのまま森田療法の治療的介入につながっていく。

V　森田療法の治療原理
―― 自然／反自然の枠組みから

　このような検討から，森田療法の治療原理は，苦悩，さらには自分自身を対象化し，それを操作の対象としようとする西欧の精神療法からみるとパラダイム転換である。それは人間中心主義から自然中心主義への転換といえる。それに基づいた森田療法の基本的枠組みは以下のようになる。

　第一の原則は心身自然一元論である。私たちの経験を一貫して自然に還元する認識方法を藍沢（1975）は自然存在論的還元と呼んだ。この心身自然一元論は森田療法における自己論を展開する基盤となり，技法論の枠組みを提供する。

　ここから導き出される枠組みとして，①生活世界との関わりから生じる心身の反応と活動は，流動性を持ち，本来自然なものであり，それ自体に病理性を持たない，②そこに「肥大した自己意識」，「べき」思考（反自然的あり方）が関与した時に，とらわれ（悪循環）が生じる，③そして「自然服従」がこの問題の解決につながり，それには「肥大化した自己意識」を削り，自在で自然な行動（無所住心，アフォーダンス理論）の獲得が必要となる。

　第二原則は，生の欲望と死の恐怖を私たちの経験の基盤に置いたことである。このように現象的には異なっているが，一体不離の関係を相即・対性と呼ぶ。そしてこの死の恐怖と生の欲望への関わりが，森田療法の技法論のもっとも重要な部分を占める。

　森田は晩年に，「死は恐れざるを得ず」，「欲望はこれをあきらめる事はできぬ」と二つの事実に到達した（1931a／1975）。そして恐怖は恐怖として受け入れた時に，生きる欲望は欲望としてしっかりと自覚することが可能になる。この二つは分かちがたく結びつき，生活世界に生き生きと，自在に関与することを可能とする。

　「死を恐れざるを得ず」とはそのまま「自然服従」であり，治療者が患者と共に取り組む治療のテーマとなる。それを「受容の促進」と呼んでおく。

　それと対となり，治療者はもう一つの自然，「欲望はこれをあきらめる事

はできぬ」にも取り組むことになる。治療者は患者の自然な生の欲望を照り返し，それを生活世界の活動に結びつけていくように援助する。そこでの重要な治療のテーマは，生活世界での行動を通した直接的な経験で，「行動の変容」への介入である。

第4章

「とらわれ」と「あるがまま」
Mental Preoccupation and Being "as-is"

I 自己の構造と心身自然一元論

1. 自己意識,身体,内的自然（図4-1）

　古今東西,さまざまな自己論が存在する。心身自然一体論からは,自己は図4-1に示したように,自己意識,身体,内的自然という構造が想定される。それは内的自然を基盤とし,ほぼ重なる形で身体があり,その上に自己意識が乗っている。森田療法ではそれらは一体で,そこでの変化の様式とダイナミズムは共通するが,他方内的自然・身体と自己意識は独自の動きを持つと考える。自己意識,身体,内的自然という自己の構造を想定し,それに基づいて技法論の位置づけを考えることが,この精神療法を明確化する上では有益である。

　内的自然・身体は外的自然と同調し,環境と密接に連動しながら分化し,変化していく。自己意識も乳児期,幼児期は環境と密接に関連しながら,分化していくが,やがて独自の固有性を獲得し,しばしばそれは身体,内的自然と不調和を起こす。

　ここでいう身体とは,客観的に対象化され,分析されるものではない。それは自らの「身」であり,それ自身が自己の自然である。身体それ自身が,動的均衡を保ちながら,絶え間ない〈外〉との相互作用の中で,自己組織化を営んでいるものである。つまり知覚システムを通して,生活世界,外的自然と絶え間なく接触し（佐々木,1994),そこで身体を中心とした自己は,変化し,成長していくのである。

　また身体は自己意識と切り離されたものでもない。市川に習えば,身は一

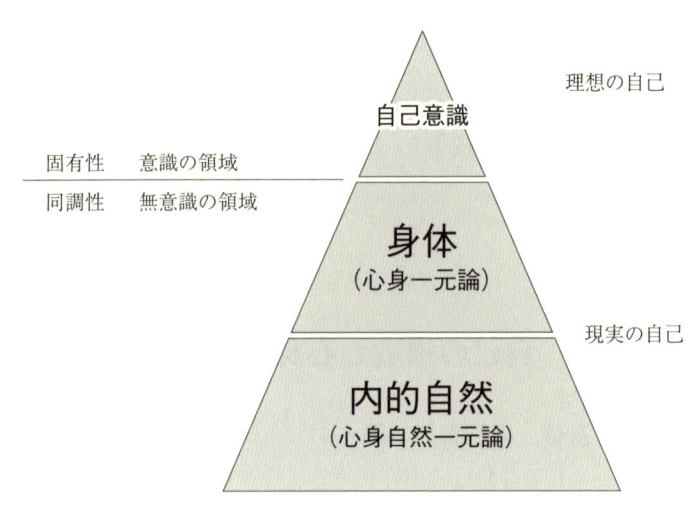

図4-1 心身自然一元論と自己の構造

（図中のラベル：自己意識／身体（心身一元論）／内的自然（心身自然一元論）／理想の自己／現実の自己／固有性　意識の領域／同調性　無意識の領域）

つのレベル，一つの相においてのみ生きるのではなく，ここでいう自然，生命と重なる生理的自己組織化（内的自然）から，家族的社会関係を含む感覚－運動的自己組織化（身体），さらに複雑な社会的関係の中での再組織化の諸段階を経た意志的－行動的組織化（自己意識）にいたるさまざまなレベルがある（市川，2001）。ここでは，感覚－運動的自己組織化のレベルを身体として，そして内的自然を，生命現象そのものと理解する。

そして森田療法では二つの自己が想定される。自己意識の表層に「理想の自己」があり，それを支えるように自己意識，身体，内的自然を含んだ「現実の自己」を想定する。

新福（1980）は，森田療法で直接治療の対象とするのは，「自己存在に対する自己の態度」であるとした。それは，自己の構造からいえば，自己意識と身体・内的自然，あるいは「理想の自己」と「現実の自己」との関係を問うものである。

2. 意識と無意識をめぐって

　精神医学，心理学では意識と無意識をめぐるさまざまな議論がなされてきた。鈴木大拙は精神分析家（E. Fromm, R. De Martino）との対話で興味深い指摘をしている（Suzuki, 1960）。

> 「無意識とはつまり通常の合理的な法則をもって測定しようとしても，どうにも測り得ない或る領域に仮りに与えた概念なのである。しかし自然は無限の可能性を包蔵するという意味では一種の混沌であるとも言い得る。この混沌から流れ出てきた意識というものは，何か上っ面なもので，実在のホンの一端にふれるに止まる。それはたとえてみれば，大地を取り巻く大海の中に漂う孤島の取るにも足らぬ一端にふれるに止まる」

　意識を限定的に考え，無意識の混沌とその可能性について述べている。さらに無意識とは，感じ取られるものであり，かつ「この感得は決して微々たる些事ではないのだ。なぜかと言うと，この感得によってこそ我々は初めてこの一片の紙切れのような我々の存在が輝かしい意味にみちあふれ，そして我々は決してむだに生きてはおらぬという強い確信に，みずから案じることが出来るからである」と述べる。
　これが第3章で述べた初一念，無所住心という心のあり方であり，「感じから出発せよ」（森田，1933b／1975），「感じを高める」（森田，1933c／1975）とはこのことであろう。
　また人間の場合は，言語の獲得とそれに基づいた思考（認知），そしてその人独自の歴史性，一回性が刻印され，それが「意識」（ここでいう自己意識）を規定する。それゆえ自己意識は，生活世界に対して固有性を持ち，より自律的である。それが自己意識とここで呼ぶ理由である。
　他方，無意識は，生活世界に対して同調的である。内的自然・身体は常に世界に開かれ，それに同調し，連動し，そしてそれに依存し，そこで私たちの身体（身）を保っている。これらの関係は，身体・内的自然（無意識）を土台として，その上に自己意識が乗っている状態である，と考えられる。

II とらわれと自己の構造（図4-2）

1. 反自然的なあり方と自己の構造

　まず図4-2を見てほしい。ここには先ほど示した自己の構造を逆さまにした図形が示されている。私たちは大なり小なりこのような不安定な自己の構造を持って育ってくる。そして周囲の環境，家族，社会的関係に支えられながら，徐々に世界を広げていく。ある人が本来繊細で傷つきやすければ，この逆三角形は鋭くなるだろう。また家族の支えが不十分だったら，その傾向は強まるだろう。そして一般的な傾向として，逆三角形が鋭くなればなるほど，周囲の影響を受けやすく，「かくあらねばならない」「かくあってはならない」などと自分で自分を縛ってしまう傾向がある。つまり頭でっかちの傾向が強くなり，そのことが人生の変化に対する適応を困難にする。

　私たちは，人生上の変化なしに生きることはできない。親からの心理的な自立を要請される思春期・青年期，社会人として出発する成人期，自分の生き方を問い直す中年期，そして老いる時など，人生は波乱に富んでいる。また私たちの支えが，突然なくなるかもしれない。いわゆる喪失体験である。それらが危機といわれる事態である。

　そしてこの危機の乗り越えに失敗すると，私たちは先が鋭く尖った逆三角形という自己の構造を経験する。そこでは，自己意識は過度の緊張の様相を示し，いわば神経が張り詰めたような感じである。

　この逆三角形は，見てとれるように，環境からのさまざまな刺激に対して，不安定で，それに揺さぶられやすい。そこでの経験の根っこは無力感であり，それゆえ自己意識はさらに過度に緊張し，張り詰め，何とか安定を保とうとする。そしてそれに対してその人特有の，それ自体は自然な心身の不快な感覚・感情反応が起こる。それをあってはならない，と肥大した自己意識（「理想の自己」，「かくあるべし自己」，その中心は「べき」思考）が決めつけ，支配しようとする。

　つまり「べき」思考が本来自然な感情を支配しようとし，生活世界に向く生の欲望もその奉仕者となっている。そして行動もこの「べき」思考に支配

```
                           自己意識
〈画一性〉                「べき」思考と注意の固着     理想の自己
→環境からの刺激                              「かくあるべし」自己（肥大化）
→不快な感覚・感情反応                          「べき」思考＞感情／欲望＞行動
→その反応にあらがう
  （とらわれ）
                              身体           現実の自己（卑小化）

〈非同調性〉
                            内的自然

                             生活世界
```

図 4-2　とらわれと自己の構造

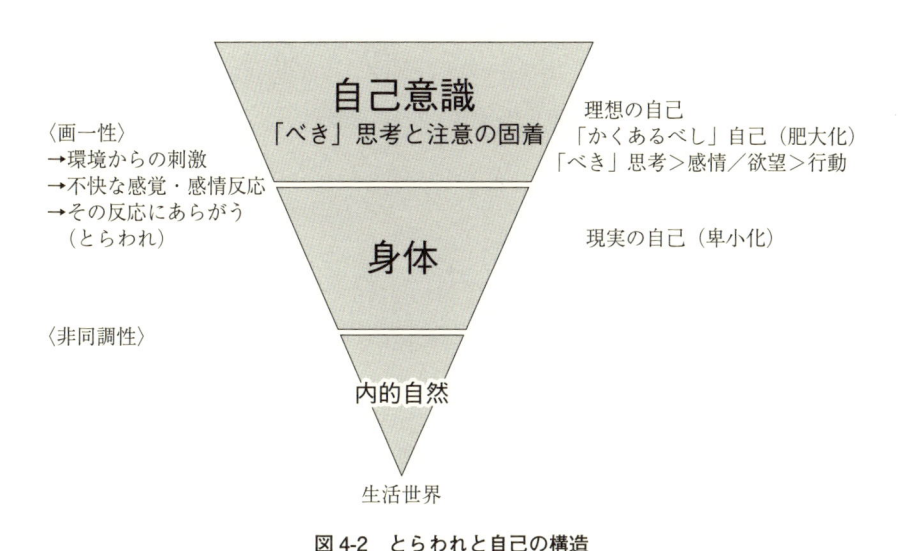

され，その道具となっている。患者はその事態を症状と呼ぶ。

　自己意識はその固有性を失い画一的となり，身体・内的自然は環境・自然に対して非同調的となる。

　森田療法では，この逆三角の自己の構造を，本来の三角形に戻す作業を行う。そのためには，この図から容易に想像がつくように，まず肥大した自己意識を「削ること」である。それと対になり，卑小化した身体・内的自然を「ふくらますこと」への介入を行う。これが技法論の基本となる。

2. とらわれ（悪循環）の構造（図 4-3）

　さてこの事態を，とらわれ（悪循環）と呼ぶが，それはどのようなものであろうか。それを図 4-3 に示した。

　そのとらわれの心理を新福（1959）は「不安になった自己が自己自身を観察し，意識し，それを承認できないでもだえているような内向的，非行動的なありかた」として，見事に描き出した。

　とらわれとは，二つの要因から構成される。一つは不快な心身の状態に自

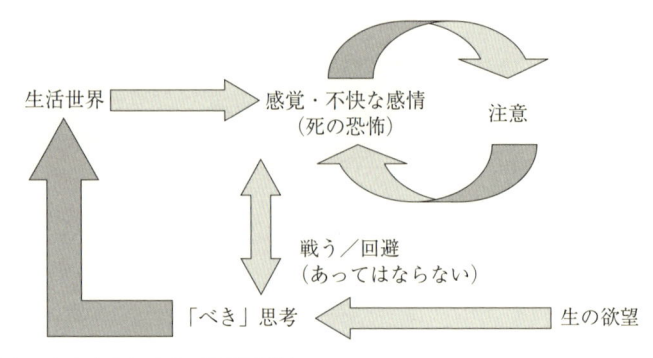

図4-3 とらわれ（悪循環）：視野狭窄現象

己の注意が引きつけられ，いわば視野狭窄という様相を呈している。もう一つは，それを承認できない，それを何とかしたい，という力動が働いていることである。それが視野狭窄をさらに強めるのである。それらについて検討を加えてみよう。

　生活世界の刺激から，あるいは内的葛藤によって私たちの固有の心身の不快な反応が現れる。そのような反応や自己のあり方では今の生活世界に適応できない（高良，1976）と考え，それを何とかしようとする。この心身の不快な反応に注意が引きつけられ，そのためにその反応がより鮮明となり，強く感じられ，そのためにさらに注意が引きつけられてしまう（精神交互作用，森田，1928／2004）。そこには「あってはならない」と抗う「べき」思考がこの悪循環に深く関与し，それが注意と反応の悪循環を強めていく。つまりそれしか考えられないような視野狭窄状態となる。それが逆三角形を強めていくのである。

　しかしあがけばあがくほど，この反応は鮮明となってしまい，結果としてさらに不安定さが増す。やがて二つの方法しかなくなってしまう。一つは，そのような刺激を避け，そこから回避する，つまり引きこもるか，他は身近な人に依存し，何とか安定させようとするか，である。しかしそのことは生

活世界との断絶を生じ，世界が狭くなるとともに，さらにその苦悩に注意が向いてしまう。そして回避にせよ，人に支えを求めるにせよ，そのことは患者の無力感を強める。この過度の緊張が続けば，緊張緩和の対処としていわゆる問題行動（食行動異常，リストカットなど自傷行動，暴力，引きこもりなど）が起こり，それがまた自分の無力感を強めてしまう。

　これが今までいわれていたとらわれの構図であるが，もう一つの方向が見いだせる。それは，患者が何か行動を起こそうとすると，さまざまな考えが浮かび，このように行動したら，このように人と接したらどうなるのか，それをどうするか，などとぐるぐると考えが回る。そしてネガティブな結果を予想し，戦慄し，恐怖を覚え，落ちこんでいく。患者は過去の経験に基づき，シミュレーションを行い，あのときこうだったから，今度もそうなるに違いない，と決めつけ，その思考から抜けられなくなってくる。それは次第に現実から離れ，自己意識の中でのぐるぐる回りとなっていく。これは観念の世界でのぐるぐる回りであるが，患者にとっては現実となる。それがまた身心の不快な反応を強め，悪循環を作っていく。これは認知療法が取り出したモデルと同じである（下山，2011）。ここでは本来生きることの原動力となる生の欲望が「べき」思考の奉仕者となり，行動はその道具となっている。

　これらが「とらわれ」の構造である（図4-3）。

　この過去の経験とは，家族との間で準備され，児童，思春期に経験したつらい出来事に基づいている。そしてそこからこれから踏み出す状況と未来を見ようとする。そこでは新しい経験をする余地が少なくなり，生活環境との直接経験から学ぶ可能性が失われている。このようにシミュレーションすればするほど，つまり苦痛を避けて，安全を得ようとすればするほど，その努力は報われず，逆にこの逆三角形がますます尖り，さらに不安定となる。

　さらにこの不安定さをどうしてよいか分からず，その原因を過去に求め，家族や今まで接してきた人を恨み，環境を恨み，結果としてさらにこの逆三角形をとがらせてしまう。

　そして身体・内的自然を含んだ「現実の自己」は，自然で開かれた生活世界との関わりを失い，そこでの直接的で生き生きとした感情・欲望や身体感

覚が感じられにくく，いわば「べき」思考の中に絡め取られている。そこでは自己意識と身体・内的自然が連動して生活世界を経験するというダイナミズムが失われている。

そこで，とらわれを打破するためには，以下の介入方法が必要となる。

1）固定化してしまった注意の流動性を取り戻すこと，2）（自然な）心身の反応をありのまま受け入れること，3）とらわれの中心となっている「べき」思考の相対化，4）生の欲望を生きることの実現に向けていくこと，5）それと連動する形で，行動を生活世界の直接経験の方向に向けていくこと，などである。

III あるがまま——そのダイナミズムとは

1. あるがままの二面性

森田療法では「あるがまま」が重要なキーワードであることは論をまたない。「あるがまま」が森田療法の治療の目標であることは，ほぼ森田療法家の間で，同意されている（中村・他，2009b）。その「あるがまま」とは森田のいう心的事実をありのままに経験することであり，まず問われるのは，その心的事実であり，次にそれに到達する介入法，技法である。

事実を経験することについては，第3章のIII「森田療法で目指す経験とは」のところで述べた。それは，1）精神の流動性，2）相即・対性－欲望と恐怖のダイナミズムであり，その基本に生命現象があることを指摘した。それについて具体的に検討してみる。それがそのまま技法論に結びつくからである。

森田は「あるがまま」について，次のように述べる。

> 要するに，人生は，苦は苦であり楽は楽である。「柳は緑，花は紅」である。その「あるがまま」にあり，「自然に服従し，境遇に柔軟である」のが真の道である（1932a／1975）
>
> 困難と成功，苦痛と安楽，生と死とかいうものは同一の事柄の両面観であ

り，時間的にいえば，一つの過程すなわちプロセスであります。……苦と楽，生と死とかいうものは，人生における絶えざる変化であり，創造的進化であり，『日に新たに，又日々に新たなり』であろうと思います（同上）

　苦悩を引き受け，それになりきったときに，安楽が見えてくるのである。困難なくして成功もないのである。そこから私たちの経験の流動性と両面性，すなわち全体のダイナミズムが姿を現してくる。
　さらに死の恐怖と生の欲望という観点から見ると以下のようになる。

　赤面恐怖でいえば，人に笑われるのがいや，負けたくない，偉くなりたい，とかいうのは，みな我々の純なる心である。理論以上のもので，自分でこれをどうする事もできない。私自身についていえば，私はこれを否定する事も圧服する事もできない。私はこれをひっくるめて，「欲望はこれをあきらめる事はできぬ」と申して置きます。これで，私はこの事と「死は恐れざるを得ず」との二つの公式が，私の自覚から得た動かすべからざる事実であります。（森田，1931a／1975）
　「生の欲望と死の恐怖」という事は，必ず相対的の言葉であって，同一の事柄の表裏両面観であります。生きたくないものは，死も恐ろしくはない。常に必ずこの関係を忘れてはなりません（1936a／1975）

それらをまとめると次のようになる。

1) 恐ろしいものは恐ろしい，それはどうにも仕方がない心の事実であり，それをそのまま受け入れ，経験することがあるがままの一つの側面である。まず苦になりきることで，そこから初めて楽が見えてくる。その逆はないのである。
2) その苦になりきったときに，それと連動して生きる欲望が自覚され，生活世界での行動として発揮されるようになる。この二つが密接に関連しながら，私たちの生きるダイナミズムが形成される。

3) それは常に変化し，流動する経験であり，それ自体が全体的で，創造的な変化である。

これがあるがままの経験であり，常に二つの面を含み，それ自体ダイナミックなものである。しかもそれは臨床的事実であり，患者は治療のターニングポイントで経験する。それらについて次章から具体的に述べていく。

2. あるがままに至る方法――事実を知る方法[注1)]
1)「べき」思考への介入
とらわれを打破して，あるがままにいたるには，二つの領域への介入を通して行われる。森田は「あるがまま」を次のように述べる。

> かくあるべしという，なお虚偽たり。あるがままにある，すなわち真実なり。(1934a／1975)

あるがままにあることが真実だが，そのあるがままに至るには，かくあるべしという「べき」思考の修正が必要だと指摘する。つまり森田療法の介入の焦点の一つが，肥大した自己意識，「べき」思考に向かっている。

そしてそこでのあるがままに至る方法として，森田は「自然に服従し，境遇に柔順なれ」という。

> 私が「自然に服従し，境遇に柔順なれ」といってあるように，心の事実にあるがままになり，「面倒くさい」「じれったい」と，心のあせるままに，その心持ちになりきる時には，そこに初めて，前に挙げたように，心はそれからそれへと，ただ仕事の工夫にのみ没頭するようになり，「面倒くさい」という不快感は，工夫と成功という興味の快感に変化して，ますます精神の鼓舞躍動となるのである。

注1) 第6章図6-1を参照してほしい。

第4章 「とらわれ」と「あるがまま」 57

　それで，一方の「じれったい」気分を抑えようとする不可能の努力を，私は「思想の矛盾」と名付け，他方の心の事実に従う事を，私は「あるがまま」とか，「自然に服従する」とか名付けてある。(1936a／1975)

　このようにして「べき」思考を修正し，心の事実をありのままに受け入れることが，心の事実を知り，経験できる方法となる。それは自己意識を「削ること」であり，「べき」思考の相対化，すなわち受容の促進である。
　これらについて高良は次のように述べる。

　「あるがま」の第一の要点は，症状とそれに伴う苦悩を素直に認め，……そのまま受け入れることである。第二の要点は，……本来持っている生の欲望にのって建設的に行動すること……（高良，1976）

　高良のいう第二の要点が，あるがままに至るもう一つの領域を示している。それが生の欲望と関連した行動への介入である。

2）行動への介入――世界に直接関わること
　あるがままと行動とは密接に関係することは，第3章のⅣ「森田療法における行動とは――無所住心とアフォーダンス」のところで論じた。
　それに関した行動，行動の理解にはおおよそ二つの理解が存在する，あるいはその二つが私たちの行動を構成していると思われる。
　一つは，下山が指摘するように，環境からの刺激→反応→結果という三項随伴性による学習の原理の枠組みに行動を位置づけるものである（下山，2011）。行動療法では，刺激→反応としての行動があり，その行動からある結果が導き出され，そこに媒介変数として認知を位置づける。認知療法，あるいは認知行動療法では，刺激→反応として認知があり，その認知から行動あるいは感情という結果が生じてくる，と理解される。
　認知行動療法の第三の波と称されるアクセプタンス＆コミットメント・セラピーでは行動はどのように理解されるのであろうか。コミットされた行動

とは，選択した価値に沿って行動すること，と定義される。そして価値とは，言語的に構成された包括的な人生の目的，あるいは選択された人生の方向であると示される（Bach, Moran, 2008）。そこでは選択した価値に沿って，つまり認知によって方向付けられた行動という理解がなされ，やはり合理的認知が重視されている。

たしかに私たちの行動を振り返ってみても，そこに刺激→反応，あるいは認知に基づいた行動という枠組みで理解できるものもある。

あるうつ病で休職を余儀なくされた患者が，学生時代の勉強，スポーツと社会人になっての仕事の違いについて述べたことがこの理解に役に立とう。

> 学生時代，特に受験生の時には，ある目標をたてて，それに向かって地道に積み上げて学力をつけることができた。大学時代にはスポーツでも自分自身をしっかりと鍛えていき，それなりの記録を出すことができた。合宿でも学業でも同じようなやり方でよかった。しかし職場ではそのやり方がなかなかうまく通用しなかった。やり手であるが，厳しい上司から仕事を与えられ，必要なことを分析し，計画を立て，一生懸命失敗しないよう，叱責されないように頑張った。しかし現実にはそれ以外に日々対処しなくてはならない仕事がその時々で舞い込んできてあり，計画通りに行かず，それに対応しながら，計画を遂行しようとすると，仕事が飛躍的に増えて，対処不能となり，うつ状態に落ちこんだ。

彼は優秀な人間で，仕事ができない人でもない。彼の成功体験は，いわば今まで述べてきた，環境からの刺激，それに対する計画，遂行という行動（刺激→反応），あるいは刺激に対する認知（それ自体は合理的で，それが計画に結びつく，あるいは仕事をしっかりとしたいという選択した価値），そして遂行（行動）という一連の行動であると理解できる。

これを森田療法では目的本位，行動本位と呼ぶことがある。森田自身は，このような言葉は使わなかったが，後の森田療法家が使うようになった。

大原らは，目的本位を「気分にとらわれないで，目的達成を重視する生活

態度」，行動本位を「気分はあるがままに受け入れて，目的達成のために行動することを行動本位の生活態度という」と定義した（大原・他，1970）。

しかし立松も批判しているように（2005），「目的本位」「なすべきことをなせ」という治療の指針は，それ自体に患者がとらわれ，それができない自分を責め，あるいは闇雲にある目的を立てて，突き進んでしまうこともある。自在な行動ができなくなってしまうのである。これについて森田療法では異なった行動の理解と介入法が重要であると考える。

その行動とは，直接，予見なしに生活世界に踏みだし，そこでアフォードされる資源を知覚し，認知する。その行動がまた新たなアフォードされる資源を知覚し，認知を生んでいく（佐々木，1994）。行動と環境が一体となり，その時々の行動を生み出していくダイナミックな関係と理解する。

それが森田療法の「あるがまま」に至るもう一つの方法であり，それを私は「ふくらますこと」と呼び，そのためには「行動の変容」への介入が必要であるとした（北西，2012）。そして「べき」思考の相対化（「削ること」）なしには，このような自在な行動は困難で，またこの「行動の変容」を通して「べき」思考の相対化がなされるのである。

Ⅳ 森田療法の目指すもの

森田療法の治療目標とは，「あるがまま」である。それは決して悟りでも，静的な達観した心的境地でもない。本来自然な感情，それがいかに不快なものであろうと，ありのままに受け入れることであり，それと密接に関連して，生きる欲望を感じ，生活世界で行動的に発揮することである。それは生きることそのもののダイナミズムであり，常に生活世界に開かれた直接的な経験である。

そのために自己意識に関連する領域への介入では，「削ること」（受容の促進）で，そこでは「べき」思考の相対化が中心となる。そして身体・内的自然を含む領域への介入は，「ふくらますこと」（行動の変容）で，そこでは生の欲望の行動的発揮を通して直接生活世界を経験することが中心となる。こ

の二つの領域への介入を通して,「あるがまま」に至ることができる。
　今まで論じてきたことを通して,具体的な臨床場面での技法を論じる準備ができたと思われるので,次章から具体的な介入方法を,事例を示しながら述べていく。

第5章

治療の実践
―― 初回面接：問題の読み直しと治療導入 ――
Clinical Practice : Initial Interview : Reframing and Introduction to Treatment

はじめに

　今まで[注1)]森田療法の基本的人間理解とそこから導き出される技法の基本的立脚点について述べてきた。それはいわば森田のメタサイコロジーに当たるもので，本章から外来森田療法の実際について述べることにする。外来森田療法は当然のことながら入院という強固な治療構造を持たない。そこでは治療者患者関係が軸となり，患者の生活世界が治療の舞台となる。治療者患者関係は，そこで閉じられることなく現実，すなわち生活世界に開かれており（新福，1968；橋本，1987），そこへの関わり方をめぐって治療は展開する（北西，2001）。

　患者あるいはその家族は何らかの問題を抱え，その解決を求めて治療者を訪れる。治療者を森田療法家と知り，それによる治療を求める場合もある。そのような患者の多くは，森田療法をすでに知っており，あるいはその解説書を読んでいる。そして自分の悩みの解決法として，その援助を求めてくる。あるいは治療者が治療を求めてきた患者に，治療の適否を含めて判断するために，森田療法の解説書を読むように伝える場合もある。患者がそれを読み，自分の状態によく当てはまり，その解決方法も納得できると伝えてくれば，それ自体が治療の導入であると共に，森田療法の適応か否かの判断材

注1) 治療の実践での"各時期の課題と介入法"（表8-1）とそこで挙げられている"事例の経過と介入法"（表8-2）については，第8章115〜118頁を参照のこと。

料となる。このことは森田療法の人間理解とそれに基づく介入法が患者の経験に近く，自己判断が可能であることを物語っている。また解説書を読み，自らその解決法に取り組み，軽快することもまれではない。

　一般の外来診療，あるいは心理的援助の場面では，「森田療法を行う」と患者に伝えずに，森田療法の治療原理に基づいた介入を行う場合もある。それも有用な手段である。平易で日常的な言葉で助言しながら，実はその介入が外来森田療法の枠組みで行われている場合も多い（橋本，2005；立松，2005）。これを可能としているのは，この療法に私たちの文化に根付いた臨床知，実践知が内在しているからである。そしてこの療法が患者の経験に沿った形で展開するため，治療者と一緒に問題に取り組んでいるうちに，自然によくなっていく感じを患者自身が持ちやすいからである。

　私は治療の導入の前に電話で話し，その悩みを簡単に聞いた後「それはたぶん人生の行き詰まりの表現でしょう。その問題をどう理解するのか，そしてどう解決するのか，を初回面接で明らかにして，一緒にその解決に取り組みましょう」と伝える。そして今までの経過を可能ならば書いてきてもらうことにしている。そこから自分の悩みを客観的に振り返り，自分の行き詰まりの様相（患者の症状と呼ぶもの）を理解してもらい，それに基づいて初回面接を行う。そのことが治療の導入を容易にすると考えている。

　次に事例を簡単に示しながら，初回面接で明らかにすることについて述べる。事例の匿名を守るために，治療経過以外は個人が特定できるような情報提示は避けた。

I　事例から

1. 社会恐怖症（診断は ICD-10 で行う）〈理想の自己に縛られた青年〉

　Aさんは20代後半の男性。二人兄弟の弟。父親は厳しく，母親は溺愛だったという。小学，中学時代はガキ大将で，活発，成績上位だった。ある進学校に進み，そこで同級生と喧嘩，けがをして，その後自信を失った。その頃から表情恐怖（自分が変な顔をしているのではないか，そのため人に変に思

われるのではないか），人前で緊張し，暗い顔になってしまう，そのような自分がいやで仕方がない，と落ちこんでしまう。一時引きこもり，転校，2回ほど森田療法専門施設で治療を受け，軽快するがまた同じような悩みに落ちこんでしまう。その他にもさまざまな書籍を読みあさり，自己啓発セミナーなどにも出席したが，そうすればするほど，むしろ苦悩が募ったようだった。

しかし一方で大学に何とか2年ほど遅れて入学，そしてその後，苦労して就職活動を行い，就職。社会人になったが，その苦しみはさらに募ってきたため，治療を求めて私の元を訪れた。

この10年間は症状が人生のすべてとなり，深い喪失感，挫折感，そして自己否定が毎日を支配している，という。毎日が地獄だったという。

初回面接では，私は「あまりに完全に人に受け入れてもらおう，と生きてきましたね」，「Aさんの豊かな生きる欲望が，症状を取るために空回りしていますよ」と今までのしんどい生き方をねぎらうと共に，とらわれているAさんのあり方を指摘し，その欲望を現実の生活世界に生かすことが必要であると伝えた。Aさんは「理想の自己」（人前で生き生きとして，活発な自分であるべし）に縛られており，「現実の自己」を受け入れられず，苦悩していたのである。

2. 気分変調症（ICD-10）〈生きることの行き詰まりとしてのうつ病〉

Bさんは，40歳の女性である。3人姉妹の長女として育ち，小さいうちから，母親に厳しく育てられた。思春期に親との葛藤，学校でのなじめなさなどから，一時的に，過敏性大腸症候群や自傷行為もあった。大学進学後はやや引きこもりがちで，新しい生活世界に慣れにくく，不安になりやすい傾向が認められた。強迫的で，白か黒か，決めつける傾向があると自覚していた。20代後半に結婚，その後もある専門職として活躍。子どもはない。30代前半に，家族の不幸が重なり，その看病，事後始末，そして仕事のやりくりなどからうつ状態となり，薬物療法を受けていたが，状態は一進一退。一時休職し，その後復職したがあれこれと悪いことをシミュレーションし，それに戦

慄し，落ちこみ，追いつめられたようになってしまう。この頃から自傷行為も再び出現した。うつ状態がさらに悪化したため，私のもとを訪れた。

初回面接では，Ｂさんに「あまりにも完全に生きようとしてきましたね。その行き詰まりとしてのうつ病です」と伝えると，心から納得がいったようであった。「その緊張から解放されたいので，自傷行為も起こるのです。あえて止めようとしないこと，生き方が変わってくれば，自然に収まっていきます」と伝えた。実際その自傷行為は，治療に取り組むうちになくなっていった。そしてＢさんにとらわれ（シミュレーションつまり予期恐怖を中心とした悪循環）の打破をまず一緒に考えましょうと伝えた。

またＢさんのうつ病そのものが「理想の自己」と「現実の自己」との葛藤（反自然的な自己の構造）として理解できるものだった。そしてそれと共に，Ｂさんを縛っている「べき」思考を緩め，直接的な生活場面での踏み出し，そこでの経験の明確化を行うことにして，Ａさんの合意を得た。

II　治療の導入に当たって

1．対象の特徴について

森田療法を求める人たちは，とらわれの精神病理で示したような人格，かくあるべし「理想の自己」とかくある「現実の自己」とのギャップに悩んでいる。それは容易に患者自身が理解できるもので，治療者が指摘すれば「そうですね」と納得する。

そのような人たちは，一見するとそう見えなくとも内省性が高く，その人生で常に自己不全感に悩んでいる。しかし激しい問題行動，反社会的行動などはみられない（高良，1976）。思春期・青年期，成人期から中年期までの生活世界の変化，広がりに伴う挫折，人生上の行き詰まりからこのような悩みに陥る。

外来森田療法は神経症性障害，ストレス関連障害および身体表現性障害（ICD-10），あるいは気分障害，特に慢性化し，神経症化した事例に有効で

ある。また身体の病に伴う苦悩（癌など慢性疾患）あるいは心身症領域（内科，皮膚科，歯科などの心身症に関連した疾患）などに同じようなとらわれの病理を見出すことは容易であり，その介入方法としても有効である（中村・他，2009b）。

このように外来森田療法では当初考えられていたよりも，はるかに広い対象に有効であることが明らかになっている。

2．治療者の行うこと

1）共感的理解——過剰な生き方のしんどさへの共感

ここで挙げた事例，Aさん，Bさんも生活史，特に家族関係から見て取れるように，第4章で述べたような逆三角形の自己の構造が準備されている。そして生活世界が広がる時に，適応不安，不適応を起こし（高良，1976），さらに逆三角形が鋭く尖った状態に陥ってしまった人たちである。

そのような事例に「大変な人生でしたね。一生懸命生きようとしてむしろ行き詰まってしまいましたね」と伝えた。ここではこのような逆三角形の自己の構造ゆえになんとかしようとすればするほどむしろ追いつめられ，苦悩する人たちへの共感的理解が重要である。

Aさん，Bさんは生活世界に適応できず，むしろそれに圧倒され，そこでの関係はいわば受け身で，自己の存在を守るために汲々としている。そこでは自己意識（「べき」思考）は拡大し，生活世界からの刺激に敏感に反応し，それの反応の対処に追われてしまい，主体的で自在な世界への関わりが失われている。

そのしんどさへの共感的理解から初回面接は始まり，それゆえ生活史を含めた今までの生き方を傾聴することは必須となる。

2）治療者の役割

治療者の役割は，生活世界と患者の間に杭を打ち，患者を支え，そして共同で新しく世界へと関わる作業を行う。つまり森田療法という介入法を用いて，世界との関係の結び直しを援助する。その新しい世界との関わり方を処

方し，その実行を一緒に考えていくのが技法と呼ばれるものである。

　治療者はまず患者と治療的関係を結び，とらわれ，悪循環に陥っている患者を支える存在として登場する。そして1）治療的関係を維持し，患者の現実の問題に積極的に関わる，2）世界に圧倒されている患者に回復の筋道とそこでの共同作業の手順を示す，3）そしてそれを生活世界で実際に経験してもらい，それを明確化し，それを内在化できるように援助する。

　治療者は患者の現実的課題を一緒に考え，積極的に参加し，率直な自己開示を通して安定的な治療的関係を作り上げる。このような関係が患者にとって，他者との関係を結ぶ学習ともなる。

3）ありのままの患者を受け入れること

　さらに森田療法を遂行する上での留意点として，患者のしんどさを共感し，それと共に患者の存在をありのままに受け入れることである。これについて，近藤は心理療法における治療者−患者関係を論じ（近藤，1961），森田療法では患者は治療者にさまざまな苦悩を持つままの人間として受容され，そのまま認められることが，患者自身の自己受容 self-acceptance につながるとした。

　森田療法家の共感ということを考える上でも，さらに行き詰まったときに治療者が治療のあり方を検討する上でも重要な指摘だろう。しばしば森田療法ではその行動への介入をめぐって，治療者と患者が綱引き状態に陥りやすいからである。

III　初回面接で明らかにすること
——問題の読み直し（リフレイミング）とその解決を示すこと

1．主訴の読み替え
1）とらわれ（悪循環）の明確化
　まず患者が自らの手に負えないと考えている問題（主訴）を，とらわれ

表 5-1　森田神経質の診断基準

I．症状上の特徴
　森田神経質の症状レベルとしてA，Bの基準を満たすと共に，Cの5つの基準のうち，2項目を満たすこと。
　A．症状（悩み）に対して異和感を持ち，苦悩，苦痛，病感を伴う（自我異質性）。
　B．自己の今の状態（性格，症状，悩み）をもって環境に適応し得ないという不安がある（適応不安）。
　C．症状内容，症状への認知，関わり合い方などの項目のうち，2項目以上を満たすこと。
　　1．症状（悩み）が起るのではないかという持続的予期不安を持つ（予期不安）。
　　2．症状（悩み）の焦点が明らか（主に1つのことについて悩んでいる防衛単純化）
　　3．自分の症状（悩み）は特別，特殊であると考える（自己の悩みの特別視）。
　　4．症状（悩み）を取り除きたいという強い意欲を持つ（症状克己の姿勢）。
　　5．症状の内容が，通常の生活感情から連続的で，了解可能（了解可能性）。

II．症状構成（とらわれ）の機制
　ここではA，Bの両者の基準を満たすことが必要である。
　A．精神交互作用が認められること：注意と感覚（あるいは症状）の相互賦活による感覚（あるいは症状）の鮮明化と注意の固着，注意の狭窄という悪循環過程の把握。
　B．思想の矛盾が認められること：1），2）の基準を満たすことが必要である。
　　1）症状除去の姿勢：この症状さえなかったら，自分は望むことができると考えること，あるいは不安，恐怖のまったくない状態を望んでいる。
　　2）「こうありたい自分」と「患者自身が考えている現在のこうある自分」とのギャップにたいする葛藤。

III．性格特徴
　A．内向性，弱力性の5項目，B．強迫性，強力性の5項目の基準のうち，それぞれ1項目以上の基準を満たすことが必要である。
　A．内向性，弱力性
　　1．内向性（自分の存在全体について，過度に内省し，劣等感を持つ）
　　2．心配性（細部にこだわり，なかなかそこから抜け出せない）
　　3．対人的傷つきやすさ，過敏性（些細な人の言動で傷つく，人の言動が気になる）
　　4．心気性（自分の身体や感覚に対して過敏となりやすい傾向）
　　5．受動的（イニシアティブを取れない，消極的，新しいことが苦手）
　B．強迫性，強力性
　　1．完全欲（強迫的に完全にしないと気が済まない）
　　2．優越欲求（負けず嫌い）
　　3．自尊欲求（プライドが高い，自尊心が強い，人にちやほやされたい）
　　4．健康欲求（常に心身とも健康でありたい，全く不安のない状態を望む）
　　5．支配欲求（自分や周囲を自分の思いどおりにしたいという欲求が強い）

（悪循環）から読み直す作業を行う。森田療法学会診断基準委員会作成の表（北西・他，1995）を示すので（表5-1），その特徴についてはこれを参照してほしい。

　ここでは「I．症状上の特徴」として，その内容でなく，自己の感じてい

る不安をどのように認識し，それにどのように関わろうとしているのか，を問うている。「Ⅱ．症状構成（とらわれ）の機制」については，第4章で述べた。より表層的なとらわれの機制，つまり精神交互作用（注意と感覚の悪循環）とそれを持続させる自己のあり方（思想の矛盾）があることを指摘しておく。「Ⅲ．性格特徴」は，弱力性対強力性という神経症的性格構造であるという理解を示している（森田，1932b／1974）。

治療は，より表層の精神交互作用（症状をめぐる葛藤）から思想の矛盾（自己をめぐる問題）へと進んでいく。

治療の導入では，まず自己の不安定な構造ゆえに今現在感じている苦悩を何とかしようとあがき，自分で自分を追い込んでいく自縄自縛のあり方をつかみ出す作業から始める。それをとらわれ（悪循環）として読み替え，「つらいのはこの悪循環で，問題の解決はその打破にあります」というリフレイミングを行う。「自分はダメな人間だ」，「自分は弱い人間だ」と苦悩している患者に「それは解決できる問題で，かつ過剰に生きようとするから苦しいのです」と違った視点を提供する。その指摘は無力感にさいなまされている患者に，治療に取り組む勇気を与える。

2）生の欲望からの読み替え

それと共に重要なことは，その対として「生きる欲望が空回りしている」ことを伝えていくことである。Aさん，Bさんにも，「あなたの生きるエネルギーが頭の中で（観念のなかで）空回りしているようです。その力を現実に働きかける方向に向けていきましょう」などと伝えた。第4章で示した図4-3を念頭におくと，その事態がよく理解できるし，患者への説明も容易になろう。

つまり恐怖，落ち込みなどに圧倒されている患者の生の欲望に焦点を当て，そのエネルギーを，症状を取るために使って自分を追いつめるのか，あるいは自分を生かし，現実に働きかけるものとして使うのか，と問題を明確にし，その治療の方向を示す。

治療者は，恐怖の背後にある生の欲望に一貫して注意を払い，それを面

接，日記で照り返し，生活世界での表現を促す。

2. 反自然的な生き方をめぐって

1) 過剰な生き方として

すでに述べたようにAさん，Bさんの今までの苦闘を，共感を持って聞くことから初回面接は始まる。その上で，患者の訴えに沿って「あまりにしっかりと，あまりに完全に生きようとしてきましたね」〈特にBさん〉，あるいは「あまりに人との関係を大切しようとして，人にどう見られるかに縛られすぎて，行き詰まったようですね」〈特にAさん〉と過剰な自意識のあり方（「べき」思考）をそのような形で伝えていく。第4章で示した頭でっかちの自己の構造の図（図4-2）を思い浮かべてもらえば，わかりやすいと思う。

患者は自分には何か足りないところがある，欠点だらけである，駄目な性格である，怠け者だ，など自分のネガティブな点に注意が向きがちである。そこにむしろ「過剰な生き方」（過剰な自己意識のあり方）という全く違った文脈からのリフレイミングを行うことは，患者の治療への取り組みを容易にし，その取り組む課題（「べき」思考）の相対化を浮き上がらせる（北西，2001；橋本，2005）。

2) 生活史との関連から

私は，患者の生活史を聞きながら，この不自然な逆三角形の「自己の構造」がいつから，どのような形で始まったのか，そしてその足元の不安定さのために，人をどの程度巻き込んでいるのか，生活世界から引きこもっているのか，などを確認する。また両親や配偶者との関係のあり方，そこでの葛藤を明確にしておく。これは治療の後半，時には最初から扱う治療のテーマとなるからである。

Aさん，Bさんの問題は異なるが，それを「とらわれ」（悪循環）および不自然な自己の構造として把握できる。このような自己の構造は，本人の資質と生活史の総和として準備され，それが思春期，青年期，あるいは成

人期の危機であらわになる。たとえばＡさん，Ｂさんの対人的繊細さとその背後にある人への希求（人が好き，世話が好き）などは，本人の資質といえる。Ａさん，Ｂさんの対人的過敏さ，拒絶される不安を「それが自分」とありのままに受け入れていけば，対人的過敏さは人に対する繊細さ，他者への適度な配慮となり，それと共にＡさん，Ｂさんの人なつっこさ，世話好きなどがその人の個性として表現されてくる。つまりここでいう「受容の促進」には，このような価値づけの否定という側面を持つことは強調されてよいと思う。それが自分を生かすこと，つまり「行動の変容」につながる。

それと共に，Ａさん，Ｂさんで確認したことは，良かった時代のことへの注目である。特に自己意識が肥大する思春期以前，小学校時代にどのようなことに興味を持っていたのか，そこでの仲間との関係などが治療の後半に重要な意味を持っていることがある。

それは「べき」思考が次第に相対化され，生の欲望が行動と結びつき，生活世界で表現されてきた時に，そのよき時代の行動パターンが表現されることがあるからである（北西，2001）。

また患者は「何をしたいのかわからない」と訴えることも多い。そのような時には，私は「それはとらわれが打破され，世界が広がってきた時に自分で感じ，見えてくるもの。それまで待ってみたらどうでしょうか」などと伝えることにしている。抽象的な自分探しこそ，その人をとらわれの袋小路に追いやってしまう可能性があるのである。

3）日記療法――書くことの治療的意味

「書くこと」が森田療法では大きな特徴となっている。日記療法は森田が1919年に入院森田療法を始めた時から行われていた。

治療者によって日記の書き方の指示はさまざまであるが，私は思ったことを自由に書くことを勧めている。それは自分の苦悩，つまり症状と呼ばれるもの，そしてその時々での感情を率直に表現することが，治療上有益であることと考えているからである。

外来では，2冊の日記を用意してもらうか，あるいはメールでやり取りす

るか，または面接の合間に現状を書いて送ってもらうなどの方法を取る。いずれにせよ日記，メール，手紙などにコメントをつけて返却することにしている。日記療法を望まないものには，面接だけにすることも少なくない。

この「書くこと」は以下のような精神療法的意味を持つ。

1) 治療者とのつながり——緩やかな形でつながっていることは，一緒に生活世界に参入し，そこでの問題の解決に取り組む共同者として患者を支えやすい（久保田，2005）。
2) 自己の悩みの客観化に役にたち，またそこから自己の悩みを操作しないで，戦わないこと，待つこと，抱えること，という森田療法の重要な治療的介入をより有効なものとする。
3) 面接でなかなか自己の内面を率直に表現できない患者にとって率直な自己開示の場である（北西，1995）。
5) また治療者にとっても率直な自己開示の場となり得る。
6) 自己の経験を書くという作業は，回復に向かっての自己物語としても理解できる。森田療法におけるいわばセルフナラティヴ，あるいは治療者を読み手としたナラティヴセラピーという側面を持つ。森田療法において回復を自らのストーリーとして語ること，書くことは患者の自己理解を深め，そして再発を防止するために重要である。

治療者と患者との間に，日記，あるいはメール，手紙などが介在する形となり，患者は自分の感情を客観視し，それを抱え込み，待つことを可能とする（井出・他，2010）。

3. 治療の原理を示す

1）観念の世界（とらわれ）から現実の世界へ

また患者にここでの治療は，「頭の中でぐるぐる回り，苦しんでいる悪循環を抜けて，地に足をつけること，そこでの経験をしっかりとつかむこと」と伝える。それが森田療法の治療原理，事実を知ること，それを体験することにつながっていく。そして地に足をつける方法，すなわち「とらわれ」

（悪循環）の打破を患者に示し，それに同意してもらい，それを生活世界の中で実践，経験してもらうことになる。

外来森田療法のガイドラインでも治療の導入に当たって，1）症状の理解（生の欲望からの理解），2）悪循環の機制を示すこと，3）治療目標を定める（あるがままの態度を説明する）が提案されている（中村・他，2009b）。

その方法の基本として，私は不安，恐怖に圧倒されている患者に「できないこと」と「できること」を分けること，を患者と共に検討する。これが次のリフレイミングである。その視点からの患者のとらわれ，さらにはその生き方の再検討をともに行う。

2）「できないこと」と「できること」を分けること（北西，2001）

患者は，「できないこと」（自分の思うように操作できないもの）と格闘し，「できること」に取り組めなくなっている人である。「できないこと」とは生活世界との関わりから生じてくる患者の自然な心身の反応（象徴的には死の恐怖）で，不安，恐怖，落ち込み，観念，意欲などである。さらには，そのような経験をする現実の自己，自己と関わりを持つ他者，そして現実そのものが含まれる。

そして「できること」とは，直接生活世界に関わること，生きる欲望を行動に結びつけることであり，そこでの自分の身心の反応をありのままに経験することである。

具体的にはAさん，Bさんに「今まではできないことを，何とかしようと一生懸命になってむしろつらくなりましたね」「できないことと戦い，その努力がから回りしていましたね」とまずとらわれの状態を明確にした。さらにBさんには「その空回りがうつ状態を長引かせているのです」と伝えた。その上でAさん，Bさんに「あなたの生きるエネルギー，生きる力ができることに結びついていないのです」と悪循環に陥っている事態を明らかにした。

そして「治療はできないことを受け入れ，できることに取り組むことです。それが空回り，悪循環の打破の第一歩です」と治療の方向を示した。

つまり A さん，B さんが苦悩を何とかしようと努力すればするほど，苦しくなり，結果としてさらに苦悩が募り，さまざまな問題行動を行ってしまうことの明確化である。このリフレイミングは苦しみのどん底にいた A さん，B さんにとって"ハッとした""目から鱗が落ちる"という経験であった。またここで示したことは治療が行き詰まったときに戻ってくる治療の枠組みでもある。
　症状，苦悩などの心的事実はどうしようも「できないこと」で，それは受け入れるしかないという人間理解は，それと格闘し，何とかしようとする肥大した自己意識と「べき」思考を「削ること」の作業となる。それが「受容の促進」であり，そこでは「べき」思考を緩める介入を行うことになる。一方で，それと対となる「できること」への介入がある。それが卑小化した身体，内的自然を「ふくらますこと」で，それは「行動の変容」への介入を通して行われる。その行動は，建設的である必要はない。それによって治療者が縛られ，患者との綱引きを避けるためにも，その時々の生活世界と密接に関係した自在な行動が望まれる。

第6章

治療の実践
──治療前期：症状をめぐって──
Clinical Practice : Early stage

はじめに

　外来森田療法は入院と違い，その時々の変化がわかりやすく，またある程度時間がかかる。私たちは入院森田療法でも患者が一気に転回するのでなく，そこには少なくとも二つの段階があることを見出した（北西，2001）。治療は，最初の段階では症状をめぐって進み，それから自己のあり方をめぐって進んでいく。これは外来森田療法でも基本的には変わらないと考えている（北西，2001）。

　治療の実際では初回面接（治療導入），前期，中期そして後期と分けるのが実際的であろう。事例によっては，中期と後期はそのまま重なることもある。

　初回面接では第5章で述べたように，森田療法の対象となるのかどうか，患者の今までの苦闘の歴史を共に振り返り，そこでの自己の構造をどのように理解するのか，治療に当たって協力してもらえる資源，つまり家族，会社，その他のその人の住む生活世界の状況はどのようなものか，親との葛藤はどの程度あるのか，患者の持っている健康の力はどの程度のものか，など見立てていく。森田療法でも生活史を聞き，それらを検討することは治療の適応，その後の予測を立てる意味でも重要である。

　そして初回面接での重要な介入法は，とらわれ（悪循環）の把握（第4章で示した図4-3）と患者との共有であり，そこでの不自然な自己のあり方（第4章で示した図4-2）を過剰な生き方として示しながら，その治療の道筋について同意を得ることである。治療目標とは，とらわれ（悪循環）の打破

と反自然な生き方の修正である。それが治療の行き詰まりの時に戻るポイントともなる。それに引き続き，治療前期の介入が始まる。

I　とらわれの打破と反自然な生き方の修正
―― 介入する領域と介入法（図6-1）

　前期の治療では，患者にとって最も重要なこと，症状（主訴）をめぐっての介入から始める。治療者は初回面接で明らかにしたとらわれを生活世界での関わりから具体的に示し，その打破について提案する。

　とらわれの打破や反自然的な生き方の修正のために，二つの領域への介入を行う。一つは，図6-1の左側の肥大した自己意識（理想の自己）を「削ること」である。それが「受容の促進」で，注意の方向と「べき」思考に介入を行う。その具体的介入については，IIで述べる。

　もう一つは，それと対になっている図6-1の右側，卑小化した身体，内的自然（現実の自己）を「ふくらますこと」である。その原則として森田がこの精神療法を「体験療法」（1928／2004）と呼んだように，生活世界への直接経験を重視する。つまり「理屈でわかるよりも体験できさえすれば治り，治りさえすれば理論は容易にわかるようになるから，体験を先にすることが得策である」（森田，1936c／1975）。それが「行動の変容」で，生活世界を直接経験すること，欲望と行動をつなぐ介入を行う。その具体的介入については，IIIで述べる。

　ここでは「現実を経験することが最良の治療である」という治療者のスタンスが重要である。この二つの介入法は，患者が不快な感情（死の恐怖）をそのまま受けいれることから，それが流動し，それと同時に，自らの欲望（生の欲望）を自覚し，発揮させることを目指す。それが生活世界をありのままに経験していくことであり，森田療法における事実の知り方である。治療者は，その経験，事実を面接で明確にし，患者がさらに直接世界に関わり，そこから事実を知り，経験できるように援助する。

森田療法の治療原理
(とらわれの打破と反自然な生き方の修正)

〈介入する領域〉　　〈経験する領域〉　　〈介入する領域〉
"理想の自己"　「削ること」　　　　　　　　　　　　　　「ふくらますこと」　"現実の自己"
　　　　　　　自己意識　　　　感情／欲望　　　　　身体／内的自然

　　　　　　〈介入法〉　　　　　　　　　　　　　　　〈介入法〉
　　　　　「受容の促進」　　　　　　　　　　　　　　「行動の変容」
　　　　　　注意の方向性　　　　流動すること　　　生活世界での直接体験
　　　　　　「べき」思考　　　　恐怖と欲望　　　　欲望と行動をつなぐ
　　　　　　　　　　　　　　　　　　　　　　　　　　（相即・対性）

　　　　　　　　　　（世界をありのままに経験する）

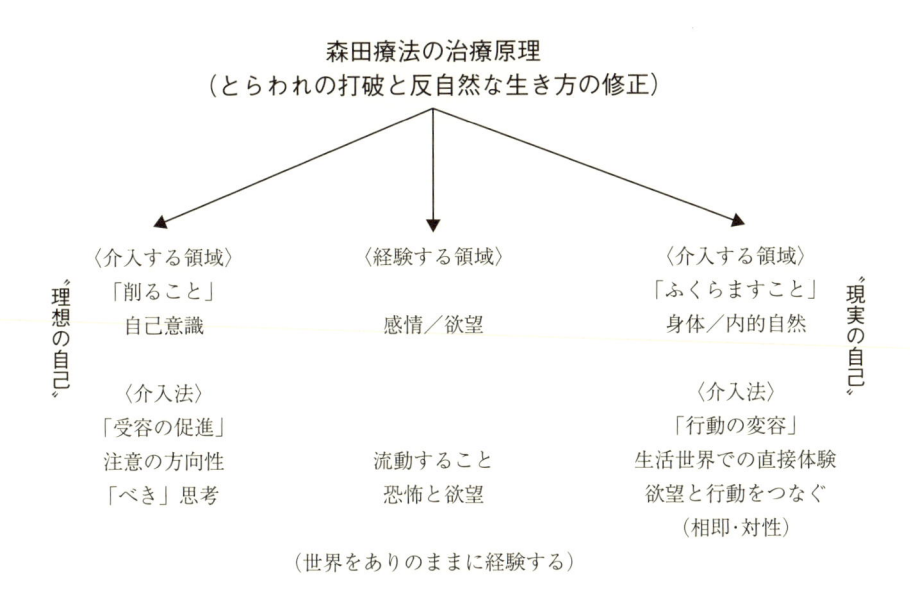

図6-1　介入する領域と介入法

II 「削ること」と「受容の促進」

1. 受容の促進──コントロールの断念と価値づけしないこと

　森田療法では，患者の自己意識が不快な心身の反応を差別し，それを何とか取り除こうとする「べき」思考を「削ること」という介入を行う。それが「受容の促進」で，そこには二つの側面が見て取れる。一つは，自己の経験と抗争し，それを取り除こうとしないこと（コントロールの断念），他はその経験をありのままに感じていくこと（価値づけの否定）からなる。

2. 症状と戦わないこと／待つこと

　　Cさんは30代の男性で，疾病恐怖（HIV恐怖），不潔恐怖で悩んでいた。
　　Cさんは高校時代にHIV感染についての授業を聞いてから，不安となり，感

染ルート（例えば性的接触，あるいは注射，さらに血液）を連想させるものを見ると，その汚れが体に付いてくるように思い，何となく不快感を覚え，それを打ち消すために長く風呂に入らなければならず，手も洗うようになっていた。しかし誰にも打ち明けられずに，一人で悶々としていた。大学に入学後は一時的に症状が軽快した。

　社会人となり，社会的地位が上がるにつれて，不潔だと思う対象が次第に拡大し，トイレの便器に触ったのではないか，そこから出て来た人は大丈夫か，皮膚に傷口がある人は大丈夫か，が気になるようになった。そしてそれらを見ると何ともいえない不快感で自分の手を洗いたくなり，またそのような人の持ち物なども拭きたくなる。通勤途中でも，それらを連想させるものを見ると不快となり，アルコール綿で手を拭くなど，行動は次第にエスカレートしていった。二，三のクリニックで薬物療法（SSRI／抗うつ剤），認知行動療法，カウンセリングなどを受け，一時的にはよくなるが，すぐに後戻りすることを繰り返していた。

　家に入る時は，外で着たものをすべて脱いで，体の汚れを取らないと気が済まなくなった。付き合っている女性にも，彼女のバッグなど持ち物にも同様なことを要請し，何とか受け入れてもらっていた。もやもやし，いやな感じがするとそれを打ち消すという行動が次第に儀式化していった。一方，何か大切なプロジェクトがあり，忙しい時はあまり気にならずに，仕事に没頭できるが，一時的である。このような事態が長く続き，仕事でも私生活でも行き詰まったためＣさんは来院した。診断は強迫性障害。

　HIV感染を恐れるＣさんに，見ただけ，触れただけでは絶対に感染しないこと，それは医者として責任を持って保証する，とその時々で繰り返して伝えていった。成田（2002）も指摘するように，治療の前期では，強迫性障害の不安をある程度軽減し，治療を軌道に乗せるための実際的な介入方法である。それは恐怖，不安を軽減し，「受容の促進」への介入である。
　Ｃさんは，不潔という刺激とそれに付随する恐怖を受け入れられず，それを取り除こう，それを避けようと悪戦苦闘していた。それがＣさんの不潔

に対するとらわれを強めていった。

　その介入法として，治療者は，Ｃさんが，そのとらわれ（悪循環）をいつものパターン（強迫観念・とらわれのモード）であることに気づくこと，それに気づいたら，それを何とかしようと戦わず，待ってみること，そして注意を外に向けて，とりあえず目の前のことに取り組むこと，などと介入した。

　これが典型的なとらわれ（悪循環）に対する介入法である。強迫性障害の場合は，しばしばその恐怖は自我親和的であり，それが「とらわれのモード」と，根気よく指摘し，自覚を促す介入も必要である。

　その上で，その解決として，「できないこと」と「できること」を分けてみること，「できないこと」は操作したり，何とかしようとしないこと（受容の促進）を提示する。

　今までの苦しさはできないことを何とかしようと悪戦苦闘し，戦い，そして，その結果として自分を追い込んでしまった，という見立てを伝える。これはさまざまなメタファー，隠喩，直喩などを用いて，その状態を示すのが有効である。森田はこのメタファーの使い方の名人だった。

　私はおぼれる人のたとえをよく話す。つまりおぼれかかってあがけばあがくほど，水面下に沈んでしまう。そこでなるようにしかならない，とあがくのを止めると，自然に体が浮いてくる。このあがきがとらわれである。

　Ｃさんには，いやだな，と思ったら，すぐに何とかしようとすると，ますます不潔に敏感になり，それにとらわれてしまうと伝えた。これは感情の法則（森田，1928／2004），つまり感情の流動を経験してもらうためである。この待つこと，あるいは「一拍おくこと」（久保田，2005）は強迫性障害に対する森田療法の一般的な介入法の一つである。

　待てるようになることは，患者が自分の不安を抱え込む能力を育ててきたことを意味する。これは症状の「コントロールの断念」と「価値づけしないこと」の両者に関わる介入法である。

3. ぐるぐる回る思考を放っておくこと——シミュレーションの棚上げ

Bさんは8年にわたりうつ状態を波状的に経験し，3回の休職を余儀なくされた。そして復職したが，職場でのことをシミュレーションし，それに戦慄し，落ちこみ，追いつめられたようになってしまう。その後，そのような自分を受けいれられず，もっと頑張らなくてはと自分を追いつめ，それが結果としてBさんのうつ状態を引き起こすという悪循環に陥っていた（第5章「初回面接」で挙げた事例B）。

治療者はこの悪循環と逆三角形の自己の構造を示し，「あまりに完全に，と生きようとしましたね」，「もっと，もっと，でなくむしろ，ほどほどの生き方を掴むことです」と伝えた。そしてそれはBさんにとって，はっとする視点であったようだ。

Bさんには，「あれこれシミュレーションを始めたら，それに気づくこと，そして放っておくこと，待ってみること。そしてそれと全く関係ないことに取り組んでみること」と介入した。

Bさんのシミュレーションを中心とした悪循環に対して，それを棚上げにすること，そのまま放っておくこと（受容の促進）と同時に，「行動の変容」への介入を行った。そして"もっともっと"と「べき」思考（理想の自己）が自分を追いつめる構図を示し，それを削ること，つまり「現実の自分」をそのまま受け入れるように働きかけた。これはすでに自己をめぐる問題への介入である。

4. 他者／現実はどうにもできないもの——できることに取り組むこと

悩む人とは，他者の評価に自己評価が結びつき，それに振り回されてしまう。ここで挙げたAさん，Bさん，Cさんも例外でない。それに対して，治療者は「人の評価はあれこれ考えてもどうしようもないもの」，「現実，そして人を何とかしようとすると苦しくなる」，「人に合わせて生きようとすると行き詰まる」などを伝えていった。つまり他者の評価はどうにもできないもの，それは放っておいて（受容の促進），できることに取り組むこと（行

動の変容）と介入した。そして直接世界を経験することを勧め，そこで何が経験できたか，について話し合った。

　これは，「べき」思考を無力化し，そして自分の反応と現実を思い通りにしたい気持ちを断念し（コントロールの断念），ありのままの現実と自分を受け入れ（価値づけしないこと），そしてできることの取り組み（行動の変容）への促しである。

5. 現実の自己を受けいれること

　Aさんは入院森田療法を経験していた（第5章「初回面接」で挙げた事例A）。Bさんもある程度森田療法のことを知っていたが，治療の前期でもとらわれの打破と共に，「現実の自己」を受け入れるような介入を行った。

　社会恐怖で悩むAさんは，人前で緊張する自分を受けいれられず，緊張しないためにはどうしたらよいのだろうか，とあれこれと対策を考え，自己啓発本，そして話し方教室などに行った。しかしそこで習ったことが，「べき」思考となり，それがまた自分のとらわれを強めてしまった。Aさんにその悪循環を指摘しながら，「緊張はあるもの，そのまま感じていくこと」「はらはらびくびくするのも自分，そうしながら目の前の仕事に入り込んでいくこと」と介入した。

　治療者は，Aさんに緊張はそのまま，あるものとして受けいれていくこと，「それが自分」と受け入れてみること，と介入した（受容の促進）。そして直接的に生活世界に関わること（行動の変容），考えてから行動するのではなく，行動しながらその時々で考えること，「出たとこ勝負です」と伝えた。つまり「べき」思考を緩める試みと共に，行動への踏み込みを促し，そこでの経験について話し合った。

　Bさんにはこのような頭でっかちな自己意識を「削ること」と本来の持っている心身の感覚，感情，欲望を「ふくらますこと」がこの治療であると伝えた。

　そして症状，現実の自己，他者は思い通りにならないものであり，受け入

れるしかないと「受容の促進」を促すと共に,「行動の変容」に介入し,生活世界への直接経験を促していった。それと共に,「不完全な自分でよい,それで仕方がない」と「現実の自己」を受けいれるように繰り返し,介入した。

さらにBさんの自傷行為もいわば過度に緊張した自己意識ゆえであり,それもそのまま仕方がないことと受け入れてみるように介入する。これも「価値づけしない」という介入法である。

今までの治療は,対人不安,落ち込みなどを何とかしようと,薬物療法を始めさまざまな試みがなされ,またいわゆる逸脱行動を制御しようと試みがなされてきた。それがまた自己意識を肥大させ,この逆三角形をさらに鋭いものとし,問題行動をさらに強めたのである。

それと全く異なった発想の介入に患者はむしろほっとしたようだった。今までの治療に行き詰まり,疑問を持っていたからである。

Ⅲ 「ふくらますこと」と「行動の変容」

1. 行動変容——直接経験と生の欲望と行動をつなぐこと

それと対になって,「行動の変容」への介入を行う。その原則は,1) 生活世界を直接経験すること,2) そこでの欲望と行動を結びつけること,である。「生活世界を直接経験すること」への具体的介入として,

①注意を生活世界に向けること(注意の方向性を変える)
②「気分」と「行動」を分けること(気分の善し悪しで行動をしないこと)
③行動への踏みだしは,「感じから出発する」「心が動いたらスーとそれに乗る」こと
④迷ったら,踏み出すこと(迷う時は頭であれこれシミュレーションをしている)
⑤「できること」から,そして手の出しやすいことから始めること,
などがある。

「欲望と行動をつなぐこと」として，

①生きる欲望に気づくこと（Aさん，Bさん，Cさんに「あなたの生きる欲望は症状と格闘していて，本来の自分を生かす方向に向かっていませんよ」という介入を行った。この悪循環と生きる欲望の空回りの指摘は，今まであがいて，何とかしようと悪戦苦闘すればするほど，深みにはまっていった患者には「なるほど」と受け入れやすい介入である）
②そしてそれを行動に結びつけること

が挙げられる。

2.「気分」と「行動」を分けること——生活世界に踏み出すこと
第4章で述べたように，患者は気分本位の人である。

> 「人生観の第一の条件とする観点を，何におくかという事について，自分の気分を第一におこうとするものが気分本位というものである。今日は終日悲観しながらも，一人前に働いたという時に，悲観したからだめだというのを気分本位といい，一人前に働いたからそれでよいというのを事実本位というのであります」（森田，1931c／1975）

とらわれている患者は，あれこれ考え，計画し，踏み出そうとするが，悪いことしか浮かばない。それにとらわれ，それを取り除こうとする。そして少しでも不安になれば，がっかりし，不安が軽くなれば喜び，そのため気分にのみ注意を払い，現実の生活実践がおろそかになる。そのような患者に「気分」と「行動」を分けてみることを勧め，生活世界での直接的な経験を促していく。不安のまま世界に踏み込み，それを持ちこたえながら，そこでできることは何か，を経験できるように介入する。そして，目の前のことに取り組んでいるうちに，気分は流れるということが経験できたら，それを面接，日記で明確化していく。

3. 自分の感覚を大切にすること（五感を信じること）

　Cさんは，あるものが汚いというとらわれ（悪循環）に入ると，それが少々ばかばかしいと思ってもどうしても拭きたくなる。今までの治療，薬物療法や認知行動療法などは，その打ち消し行為を目標症状にして，それを止める介入が行われてきた。しかしそれはうまくいかず，薬の量が増え，またそれを止めることができない自分に対して無力感をさらに募らせた。結果として，打ち消し行為が増えてしまい，Cさんはそのような自分を受け入れることがさらに困難になっていった。

　治療者は，今までとは全く違った介入法を行った。Cさんに「拭きたくなってしまえば，それに抵抗しないこと」と伝え，「拭くのは仕方がないこと，できるだけ，さっさと単純な手順で行うこと」，そして拭いた感覚，その動きをなるべく意識することを勧めた。「本当に拭いてもいいのですか」，という問いに，「拭いてください。しかしその時の汚いという感じをしっかりと味わってから，さっさと拭くようにしてください。そこでの手を動かした感じを大切に，そして簡単に」と伝えた。

　そして「きれいにしたかどうか，不確実の時は，自分のさっさと拭いたという感覚を信じて，一呼吸置いてみること」と伝えると，納得がいったようだった。つまり「はからってもよし，はからわなくてもよし」とありのままの自分（現実の自分）を受け入れることを勧め，そこで「かくあるべし」と自分を縛っていた「べき」思考を緩める介入を行った。これが「削ること」で，現実の自己への「受容の促進」とつながり，部分から全体へと治療が進んでいく。

　これについて明念（2009）は興味深い自らの経験を述べている。

　　「いつの頃からか私は，この不完全恐怖にひっかかるまでは，こうした確認行為[注1]を〈リズミカルな身体の動きの中〉でやっていたのであるから，（その感じ）を取り戻しさえすればよいのではないかということに気づき，〈身体の動きにゆだねる〉という技法を使うようになった。

このように，私は強迫行為を「リズミカルな身体の動きを失った状態」ととらえ，症状から立ち直るには，身体のリズミカルな動きにゆだねることが一番の近道だと信じて，その道を邁進してきたのだと思います」

　明念が自助的な努力でつかんだ「身体（五感）から情報を取る」方法は強迫性障害に有効な介入法である。
　そして身体感覚，身体の動きにゆだねることは「べき」思考を緩め，自己の経験の価値づけから抜けることを容易にする。不潔は不潔だが，ただそれだけの経験にもなっていく。

4.「感じから出発する」こと——欲望と行動を結びつけること

　五感を信じることは，そのまま感じから出発することにつながっていく。そして『感じを高めること』（森田，1933c／1975），「感じから出発すること」（森田，1934b／1975）を伝えていく。「〇〇したいと感じたら，そのままそれに乗って，動いてみること」「スーと動き，手を出してみること」「身近な生活でのしたいことを感じ，それを実践してみることが一番」などと伝えながら，欲望と行動を結びつけ，直接的経験を促していく。
　今まで，Aさん，Bさん，Cさんがやってきたことと全く逆の行動モデルの提示である。彼ら，彼女らはあれこれ考え，計画し，踏み出そうとするが，悪いことしか浮かばない。過去を鑑み，そして先を見るために，ネガティブなことが焦点化され，それがまた落ちこみ，不安を引き起こす。このシミュレーションを棚上げにして，まず直接世界に踏み出すことを援助する。
　これは必ず「受容の促進」への介入と対で行う。また治療者はアフォーダンス理論（佐々木，2008）を念頭においた方がよい。つまり何らかの考えから出発するのでなく，まずは直接的体験をして，その時になったら，あれこれと工夫し，その後で，その経験を通して自分の認識を考えてみる。

注1）ここでの確認行為は，強迫性障害の行為でなく，私たちが自然に五感を働かせて行っているもの。

よく言われる「行動本位」「目的本位」「建設的な行動」などを目指すという今まで森田療法でよく使われている助言はしばしば患者を逆に縛ってしまうことに注意すべきであろう（立松，2005）。このような助言に患者の行動が縛られ，環境との直接的経験を阻害し，「かくあるべし」「かくあってはならない」という不安，恐怖，落ち込みなどの打ち消しに行動が使われてしまう危険性がある。
　模式的には〈「思考（シミュレーション）」→（支配）「行動」〉から〈「行動」（＋欲望）→「世界の直接経験」（＋「べき」思考の修正）→「行動」（自在の行動と欲望の発揮）〉へ，という行動と欲望の結びつけ方でもある。これは単に「行動の変容」ではなく，そこに「べき」思考への介入が含まれているのである。
　その提案もほっとして受け入れられることが多い。ここで挙げた患者は，すべて何とかしなくては，この行動を変えなくては，など，そのような考えに縛られ，それができないでさらに苦しむことが多かったのである。
　先にも述べたが，患者は待てない人である。何とかしなくてはとあがき，それがまた彼ら，彼女らの苦悩を強めるのである。それをむしろ「○○したい感じが浮かばなければ，浮かぶまで待ってみること」などと伝えることで，「待つこと」「流れに任すこと」そして「観察すること」の重要性を認識させていく。
　このような「受容の促進」と「行動の変容」への対の介入を通して，患者は次第に永遠に続くと思っていた落ち込み，恐怖，不安などが流れる経験をする。
　その変化を治療者はしっかりと照り返し，明確化し，それを伝えていく。そのような変化は患者に希望と勇気を与える。
　すでに強調しているように，森田療法の介入法は常に対となっている。「ふくらますこと」，「行動の変容」への介入は，患者の生活世界への直接体験を援助し，生きる欲望への自覚を促し，それを発見し，発揮することを援助することにもつながっていく。それと同時に肥大した自意識を削ること，「べき」思考の相対化，無力化への道筋でもある。

Ⅳ 生活世界の広がりとゆれること

1. 治療前期のゆれと行き詰まり
　今まで述べた介入法は，患者にとって，今までの考え，行動とは全く異なるものである。それゆえ初期の治療の導入で納得したとしても，やはりそれをめぐってゆれていく。
　そしてそれを「受け入れていこう，しかし受け入れられない」，「ぐるぐる回る考えを放っておこう，しかし放っておけない」「そのまま直接踏み出そう，しかし怖くて踏み出せない」とゆれてくる。
　治療者の介入によって，今までと違った不安，苦悩の対処を試みるが，なかなか思うようにいかない事態が生じることがある。そして苦悩，現実，世界は頭で考えてもどうにもならないもの，と受け入れ，あきらめようとするが，あきらめきれない。これが治療前期のゆれである。

2. 生活世界の広がりとゆれと行き詰まり
　しかし多くの患者は，治療者の介入によって，次第に症状（主訴）は軽減したように感じるようになる。またそれらが流動，変化することも実感でき，直接世界に関わっていけるようになる。そしてその時々の心身の不快な反応を受け入れ，注意を外の世界に向け，行動に踏み出すことで，そのような不快な反応は流れていくことを経験する。時にとらわれ，悪循環に落ちこみながら，次第に世界は広がっていく。そしてさらにうまくいくかもしれない，と希望も持つことができるようになる。
　それは「世界が生き生き感じられる」，「スーと目の前が広がる」，「何かをしてみたいという気持ちが出て来た」，などと表現される。
　ここで治療が終了する患者もまれではない。
　しかし，関わる生活世界が広がるにつれ，再び心身の不快な反応が出現し，それをなんとか受け入れようとするが，なかなかできない患者が少なからずいる。思い通りにならない現実の自己，そして現実（作業と他者）にぶつかり，それを何とかしなくては，とあがき，また落ち込み，恐怖に駆られ

てしまう。つまりここでゆれと行き詰まりが再び起こってくるのである。

　その際，治療者は「まず持ちこたえてみること」，「そのまま感じていくこと」，「どうしようもないことは放っておくこと」，「どうにかしようとすると苦しくなる，自分を追いつめる」，「そこで何が起こったかを見てみること」（受容の促進）あるいは「直接その場に体を持って行って，そこで感じたことを大切に」，「前を謀らず，後を 慮 らず」（禅の言葉，その時々の現在に対して全力を尽くすという意味）（森田，1931b／1975），「その現在になりきる」（行動の変容）など，メタファーなどを使いながら，根気よく介入していく。

　さて前期から中期にかけての介入法とそこでの治療プロセスについて述べてきたが，次章ではそれがどのように進んでいくのか，について述べる。治療者は，患者のゆれと行き詰まりを支えながら，その変化を援助するという治療の山場を迎える。

　この治療前期における患者のゆれと関わる世界の広がりは，そのまま治療中期の「自己のあり方をめぐって」という治療の課題につながっていく。いわば「症状をめぐって」から自己のあり方へと，治療の主題が変遷していくのである。

　すでに述べたように症状が軽快し，社会的適応がよくなった患者はここで治療を終了する。これも一つの変化のパターンである。

　このような変化のパターンについても次章で述べることにする。

第7章

治療の実践
——治療中期：自己のあり方をめぐって——
Clinical Practice : Middle Stage-On the Way of Self

はじめに

　第6章治療前期で述べたような介入法は，患者が納得したとしても，やはりそれをめぐってゆれていく。神田橋（1990）は精神療法の核となる技法を一種の必要悪とし，停滞，あるいは平衡状態へゆさぶりをかける刺激役と述べている。
　治療者は，このゆれに対して面接，日記療法，時には電話での問い合わせなどを通して根気よく対応していく。それによって患者は，次第に症状（主訴）をそのまま受けいれられるようになる。
　それと共に，症状へのとらわれ（悪循環）が次第に減ってきて，それらが流動，変化することも実感できるようになる。治療者の行動への介入から，直接生活世界に関わっていけるようにもなる。そして世界が広がったような感覚を患者は経験する。前章で述べたように，この時点で治療が終了することもまれではない。

　HIV感染を恐れるCさん（第6章で挙げた事例）は，不潔という刺激とそれに付随する恐怖を受け入れられず，それを取り除こう，それを避けようと悪戦苦闘していた。治療者は，Cさんが，そのとらわれ（悪循環）をいつものパターン（強迫観念・とらわれのモード）であることに気づくこと，それに気づいたら，それを何とかしようと戦わず，待ってみること，そして注意を外に向けて，とりあえず目の前のことに取り組むこと，などと介入した。

Cさんは，波状的で行きつ戻りつの「ゆれ」を繰り返しながら，次第に不潔恐怖は軽減し，儀式化した打ち消し行為も徐々に簡略化できるようになってきた。上司との軋轢，配置転換，女友達とのけんかなどをきっかけに，不潔恐怖とその打ち消し行為は悪化し，その都度治療者と面談やメールを使った日記のやり取りを通して，それを乗り切っていけるようになった。
　そしてCさんは感じたらそのままスーッと動くことを意識し，仕事にしっかりと取り組めるようにもなり，今まで不潔恐怖のため避けていたゲームセンターに男友達と遊びに行けるようにもなった。
　Cさんにとって，今までは不潔な感覚を取り除くことがすべてだった。しかしその背後に物事にきちんと取り組み，仕事で向上したい，人に認められたいという生の欲望が存在した。治療者はその欲望を照り返し，それを生活世界，特に仕事に結びつけ，発揮するように促した。それができた時に，治療者の素直な感動をそのまま日記のコメント，面接で伝えるようにした。
　そして治療開始後8カ月でスムースに治療は終了した。Cさんの場合は，症状が軽快し，生活世界での出来事に直接取り組めるようになり，対人関係も改善したところで，特に自己をめぐる問題を取り上げることなく治療は終結した。

　しかし少なからずの患者は，その不安，恐怖ゆえに避けていた生活世界に積極的に関わろうと試みるが，再び心身の不快な反応，いわゆる症状が出現する。ある患者は後戻りしたのではないか，とがっかりし，治療に疑問を持つ。またある患者は再び，不安にとらわれ，もうよくならないのでは，と落ちこんでいく。
　この治療のゆれと行き詰まりへの介入として二つの重要なポイントがある。一つは，治療者が焦ったり，強引に行動への介入を促したりしないことである。このような行き詰まりは，治療者の万能感を傷つけ，そのことが強引な介入を選択させる危険性がある。行き詰まりをありのままに認め，「治療が行き詰まったようです」と率直に伝えて，その打破について，話し合っていく治療者の姿勢が重要である。治療者が患者と共に，この行き詰まりと

残念さをありのままに受けいれ，そこからその解決のために話し合うことは，患者の「治療者に受けいれられている」という感覚を強め，それがこの行き詰まりへの取り組みを容易にする。

二つ目は，患者を縛っている「べき」思考とそれに基づいた「もっと，もっと」症状を取りたい願望，あるいはそのような自己のあり方への気づきを促すことである。それがそのまま，症状をめぐる問題から，自己をめぐる問題への治療のテーマの転換を可能とする。それらについて，具体的に事例を通して説明する。

I 症状から自己のあり方へ

1. 行き詰まりと変化のパターン

この行き詰まりは患者の持つ問題点，家族など周囲の支え，治療者患者関係など複雑な要因が絡んでいる。いずれにせよ，患者の要求の水準が高く，自分を"もっと，もっと"と追い込むタイプほど，行き詰まりやすい。

ここで治療上重要なことは，治療者がこの行き詰まりを治療のチャンスとして捉え，患者を縛っている「べき」思考，あるいは家族葛藤に介入し，それを緩ませ，そこでの変化を援助することである。その介入自体が患者の問題意識を，症状から自己の生き方，あり方へと変えていく。

その変化の基本形は，螺旋型の経過を取る。それは部分（観念的とらわれ）から全体（自己の生き方をめぐって）への転換でもある。それと共に生活世界により密着した生き方へと変化していく。

ここに森田療法の特徴が現れていると私は考えている。

こうした行き詰まりと変化のパターンには三つのパターンが見いだせる。

一つは，ゆるやかなゆれとその変化というパターンを取るもので，大きな行き詰まりが目立たず，比較的あっさりと治療が終了する。これを「速やかな変化のパターン」と呼ぶ。ここで挙げたＣさんはこれに該当しよう。

もう一つは，その生活世界の広がりに伴い，ゆれと行き詰まりを繰り返し，ある時期から自己のあり方をめぐる問題へと展開し，次第に治療が終

了に向かう。これが外来森田療法の定型的パターンで，「螺旋型の変化のパターン」と呼ぶ。

最後は，治療がゆれながら，膠着状態となり，ある大きな行き詰まりとその変化を通して急速に終了へと進んでいくものである。これを「転回型の変化のパターン」とする。

2. 自己のあり方と葛藤の様式

1)「べき」思考

患者が治療者に支えられながら，次第に生活世界に関わることが可能になってくると，およそ二つのことが起こってくる。一つは，患者を縛っている「べき」思考で，それが生活世界，特に仕事と対人関係への直接的関わりが深まるほどに顕在化し，その対処が治療上重要なテーマとなる。治療者は患者を縛っている「べき」思考に介入し，そのような不自由な生き方に気づかせ，その対応を一緒に考えることになる。そのような「べき」思考が強いほど，その介入作業は難渋する。そしてそれが「どん底」という形で経験されることもまれではない。それに対して治療的関係が安定的で，適切な介入がなされていれば，重要な治療的転帰となる。

2) 家族葛藤

森田学派では今まで家族葛藤について，論じることは少なかった。それ自体が入院では不問に付され，目の前の作業に取り組んでいくうちに，その問題から離れていったのであろう。しかし外来森田療法ではその治療過程で，しばしば家族への葛藤が現れる。特に患者が治療プロセスで行き詰まり，時に激しくゆれる時に，患者が自分の生活史の中で自分を縛ってきた過度の介入，支配されていたと感じている家族への怒り，恨み，憎しみ，恐れなどの葛藤を表現することはまれではない。

この苦しさは親のせいだと，親に対する葛藤を語ったり，あるいは現在の家族，特に配偶者との鋭い葛藤という形で出てくる場合もある。いずれの場合も，この「べき」思考やその形成に関与した家族葛藤への介入は，家族か

らの心理的距離をもたらし、そこで感じているつらい感情を自分として引き受けなおす作業である。その葛藤とそれに伴う感情をありのままに受け入れること（受容の促進）への介入は、そこへのとらわれを緩めると共に、患者が生活世界へと直接的に関わることを容易にする。それ自体が親からの自立と自分としての生き方の確立という意味を持つからである。家族葛藤を扱うことは、患者の成長を促進していく上で、森田療法でも重要な意味を持つ。

いずれにせよ家族の葛藤とその感情をどのように扱うのか、がここで問われることになる。

3.「べき」思考と生の欲望

患者は単に家族葛藤を内包する「べき」思考に縛られているわけではない。第5章で生の欲望が「べき」思考の奉仕者になっていると述べたが、しかしそれは単なる奉仕者ではない。治療者は、「べき」思考の背後にあるその人固有の生の欲望に注目し、「べき」思考を「削ること」（受容の促進）に介入すると共に、そこに実は内在している「〇〇したい」という欲望を照らしだし、発見し、発揮することを援助する。それが「べき」思考の修正を容易にする。

対人関係に悩みを持つものはしばしば「人に認められたい、人前で堂々としていたい」という「べき」思考に支配され、はらはらびくびくする現実の自己を隠し、認めることができない。その「べき」思考の背後に「人が好き」「人なつっこさ」などがあり、それが「べき」思考の緩みと共に、姿を表し、現実の行動に結びつけることができるようになる。それが森田（1932d／1975）のいう純なる心、素直な生の欲望の発揮である。

強迫的で、完全主義的な傾向を持つ人も同様である。「すべてを完全に、コントロールすべき」という「べき」思考の背後に、几帳面で、物事を粘り強く行いたいというその人本来の生の欲望が存在し、「べき」思考が緩むと共に、それらが現実の活動などに表現され、それがその人の充実感ともなる。

このことからも「べき」思考への介入が、治療上きわめて重要であることがおわかりになったと思う。その相対化、無力化はそのまま現実の自己の受

容や素直な生の欲望の発見,発揮に結びつくのである。またそれは生活史から見て取れたような家族からの影響(「べき」思考,葛藤)から離れ,その人本来の資質をありのままに生活世界で表現していくことを可能とする。

II　変化のパターンをめぐって

1. 螺旋型の変化のパターン
1)「べき」思考への介入を主とするもの

　Aさん：社会恐怖症,20代後半の男性(第5章で取り上げた症例)。
　自分が変な顔をしているのではないか,人にどう思われるのか,びくびくしている自分がいやなどの強い自己否定とうつ状態を呈していた。2度ほど入院森田療法を受け,一時的に軽快したが,すぐに後に戻ってしまう。なんとか大学を卒業,就職,仕事を始めたが,苦悩が募ったので,治療を求めて来院した。
　治療者は,他者の言動はどうにもならないもの,そこに注意し,人に合わせようとするとむしろ苦しくなる,と伝えた(できないことは受け入れるという「受容の促進」への介入)。Aさんは,そのことについてうすうすわかっていたようで,深く納得したようだった。そしてまず他者の評価,言動に縛られている自分(「べき」思考)は棚上げとして,目の前の作業に取り組むことを勧めた(「行動の変容」への介入)。それに入り込み,そこでの臨機応変の工夫を大切に,そして仕事を通して人と接するつもりで活動を優先し,人との関係に無理に入ろうとしないこと,と助言した。人と接する時は,挨拶をしっかりとし,仕事に必要なことを短く伝えること,長くあれこれ説明しないこと,を練習するようにも勧めた。この助言は,今まで「他の人とうまく接しなくてはいけない,人とよいコミュニケーションを取らなくてはならない」という「べき」思考に縛られていたAさんにとって,新鮮だったようである。
　治療者に支えられ,その助言を受け入れ,仕事場での作業に取り組んだ。幸い仕事はさまざまな工夫を要するもので,そこに没頭しながら,人との関

係にはむしろ距離がとれるようになった。仕事の面白さを，生まれて初めて実感したというＡさんは，それが認められて念願だったコンピューター関係の技術職に変わることができた。

　人との関係で揺れながら，落ちこんでいる自分も自分との介入（受容の促進）に支えられ，Ａさんは「人前で，はらはらびくびくするのは仕方がない」と次第に受け入れることができるようになった。

　それと共に，Ａさんの身近な世界に大きな変化が起こってきた。一つは，どこか自分を抑え，友人に迎合しながら付き合っていたＡさんは，その付き合いからだんだん遠ざかり，新しい世界を求め，趣味の教室に通い，運動し，勉強を始め，ある資格を目指した。

　しかし，その一方で，このような世界の広がりは，Ａさんに一時的に行き詰まり感をもたらした。再びこれでよいのだろうか，勉強がうまく行かない，人との関係が疲れる，遠ざかりたい，などを述べるようになった。治療開始後一年半後のことで，当初のような対人不安，抑うつ気分を訴え，またそのように後戻りしたことにがっかりしているようだった。

　治療者は，「行き詰まりましたね」と率直に伝え，「それについて一緒に考えてみましょう」と話した。「他の人との関係もこれだけ良くなったのだから，もっと他の人と気持ちを分かち合ったり，勉強も思い通りできるようになると思っていた」とＡさんはその面接で語り，日記でもそのようなことを述べるようになった。また自分を縛っている「べき」思考に気づき，「そんなに人生は思い通りにならないですよね」と次第に柔軟な考えができることが可能になった。そしてあえて取り上げなかったが，激しかった両親，時に母親との葛藤が次第に影を潜め，穏やかな関係に変化していった。

　このように行き詰まりとそれを通しての変化という経験が，自分を縛っているものに気づかせ，それを相対化し，確かな回復へと向かうチャンスとなる。行き詰まりを通して患者の生き方が浮かび上がってくるので，それを治療者と患者が率直に話し合えれば，「ピンチがチャンス」となるのである。そこで明らかになってくることは「べき」思考であり，それは患者にとっ

て自己親和的で，治療者の共感的指摘によって気づき，そのような自己を認め，そこから距離を取ることが可能となる。

2）家族への葛藤への介入を主とするもの

治療の初期から，重要な他者，すなわち両親（あるいは配偶者）との葛藤が表面化したり，治療に行き詰まった時，その葛藤が浮かび上がってくる場合がある。

治療初期からその問題に取り組むこともある。その際，親との葛藤を傾聴し，そのつらさに共感しながら，森田療法の治療原則，「受容の促進」，「行動の変容」に取り組むように介入していく。しかし早すぎる介入は，このような患者には理解されていない，拒絶されたという怒り，落ち込みを引き起こす。

容易に治療は行き詰まる。その時には治療者の率直な「行き詰まり」の表明と患者をありのままに受け入れるという治療的スタンスを必要とする。その根気強い働きかけから，次第に患者はさまざまな心身の反応や自己自身そして現実を受け入れていくことが可能となる。

〈当初から親との葛藤が問題となった事例〉

　　20代後半の女性，Dさんが親から勧められたと言って治療を求めてきた。20代始めから続く慢性的うつ状態で，今までいろいろなところで治療を受けてきたが，うまくいかず，訪れたという。診断は，気分変調症（神経症性うつ病）。

　　彼女の葛藤は，他者特に親との関わりの中で，自分が受け入れられていないと感じると，落ち込み，死にたくなり，そして怒り，さまざまな不快な身体症状が出現する。それが苦しいという。外来森田療法を行うことにしたが，最初はDさんの話を聞くことを主とし，簡単に対人関係における悪循環を指摘することに留めた。治療の焦点は共感的でない父親への怒り，そして自分が愛されていないことの恨み，死にたくなる感情をめぐって，展開した。そのような感情について「それ自体自然なもの，責任がないもの，ただそれを

感じていくこと」などと介入し，一方で「現実はなかなか，ご両親の態度もそうですが，思うようにはならないですよね」と伝えていった。それと共に行動への踏み込みを折にふれて助言した。しかしなかなか治療はそのような形で進まなかった。

　治療者の言動についても，それに反応して落ちこみ，それを日記に次第に表現するようになった。治療は膠着状態となったが，患者のネガティブな感情表現について治療者は「行き詰まりましたよね」「ごめん，ごめん，今の助言は受け入れがたかったかもしれない」「そのように率直に自分を表現してくれると治療の行き詰まりがよくわかってありがたい」などと，できるだけ率直に面接，日記などでコメントを行った。そしてその訴えの背後に傷つきやすさ，孤独感，そして人への希求などがあることを理解できたので，患者をありのままに受け入れ，それに沿ってゆっくりとしたペースで介入していった。「ありのままの自分でよいのです。すべてを完全に，と思うとつらくなる」「人に配慮しすぎると，自分の持ち味，感性を殺してしまいます」などと，森田療法の最初のリフレイミング「人に配慮しすぎること，考えすぎること」を受け入れられるような形で示し，欠損感で悩んでいる患者の発想の転換を促していった。

　このような状態が長らく続いたが，次第に治療の関係は安定し，少しずつ親との関係も修正された。

　その頃から，治療者の介入を通して，次第にDさん自身が「べき」思考で自分を縛っていること，自分の感情や人との関係はどうにもならないことに気づき，受け入れられるようになり（「受容の促進」への介入），それと共に，自分なりのペースで家事などに取り組めるようになった（「行動の変容」への介入）。

　この事例のように，家族との葛藤が表面化する場合，それに対する対処が治療を進めていく時に必要となる。そして親の問題でなく，自己の問題として取り組むまでには，時に長い治療の期間を要する。そこでは今までの森田療法以上に治療者患者関係に注意を払い，それをいわば「対人関係の練習モ

デル」と位置づけ，思ったことをそのまま率直に表現することを勧め，それを治療者がしっかりと受けとめていくことが必要となる。このような家族葛藤，配偶者の葛藤を抱えている人たちは，治療者の何気ない言動に激しく反応する。それを精神分析では転移と呼ぶが，私が行う外来森田療法では，それは今まで学習してきた対人関係と理解する。そして治療者との率直な自己開示を含む治療的関係が成立することによって，それ自体を探求しないで解決できると考えている（北西・他，2007）。それと共に，大切なことは，そのような関係も，これから生活世界での人間関係を円滑にし，人に合わせるのでなく自分の思い（生の欲望）を表現するための練習であると折にふれて伝えていくことである。この治療的関係が生活の場に開かれており，そのような経験を持って，家族や他者と関わるように働きかける。

2. 転回型の変化のパターン

Bさん，気分変調症，40歳の女性（第5章で挙げた事例）。

治療開始からシミュレーションを棚上げにして，とりあえず職場に行って仕事に取り組むことにした。無事に復職し，何とか休まず会社に行けるようになってきた。治療開始6カ月ほど経って，仕事の負担，責任が増え，再び不安，抑うつ状態が再燃，過去の仕事のことでの後悔，夫に離婚されるのではないかという見捨てられ不安，支配的な母親への怒り，恨みなどが吹き出してきた。それらが頭の中でぐるぐる回り，Bさんの苦しさが募ってきた。面接，日記で「つらい気持ちが強まった」「自分は役に立っていない駄目な人間」「焦りがひどい」「死にたい」と訴えてきた。

治療者は「死にたくなったのは今までの生き方の行き詰まりです。もっと楽な生き方を求めているのです」「回復はこのように行きつ戻りつしながら，進んでいくのです」「ご主人のことは決めつけないこと」「自分の気分，ぐるぐる回る考えはどうしようもないもの，そのまま放っておくこと」「母親への怒りは自然な感情，そのままに感じていくことです。それは今までBさんを縛っていた家族の呪縛から離れ，緩めるための作業です」と面接，日記で繰り返し伝えていった。そして治療者は根気よくこのシミュレーションや「ベ

き」思考と現実は別，とその思考の相対化，無力化を意図して介入していった。それと対で「心が動いたらスーッと動いてみること」「○○したいと思わなければ梃子でも動かないつもりで……」などと伝え，その時々の生活世界への自在な関わりを促していった。

2カ月ほど，つらい「どん底体験」をし，それを治療者，夫，会社の上司などの支えで乗り越えていったBさんは「自分の気持ちはどうしようもないもの」「現実はこんなもの」とある種の諦念を得ることができるようになった。

それと共に「30代のばりばり仕事をしていた自分と比べていた」「こうしなくてはならない，そうしないと他の人にも迷惑がかかる」「それができない自分はだめ」などと自分を決めつけていたことを自覚し，治療者の「受容の促進」「行動の変容」への介入がここで初めてBさんにとって腑に落ちた経験となった。

Bさんの「失敗してはいけない」「完全でなければならない」「人の期待は裏切ってはいけない」などの「べき」思考が，Bさんをうつ病に追いやり，それを慢性化させていたのである。

Bさんの行き詰まりは，そのような「べき」思考を浮かび上がらせ，その修正に治療者と一緒に取り組んでいった。そして表面化した母親との葛藤に対して，今までの育ってきた環境から当然起こりうること，自然なことと共感的に伝え，それをそのまま感じ，受け入れていくように援助した。それと共に，生活世界への関わり方に介入し，そこでの経験を明らかにし，できたことについて治療者は賞賛を惜しまなかった。次第にBさんのシミュレーションは影を潜め，その時々に作業，生活そのものに入り込めるようになった。8年も続いたうつ状態は軽快した。

もともとBさんは花の香りが好きで，それを通勤の行き帰りに楽しめるようになった。「何年ぶりかです」と笑って報告した。また仕事では本来の人なつっこさ，面倒見の良さを発揮するようになった。週末には料理にも没頭し，また親との関係も穏やかなものとなってきた。

このように治療者に促されて，患者は，今まで避けていた生活世界のさまざまな出来事に直面し，それに取り組むことになる。そしてそのような生活世界への取り組みから患者の心身の状態が再びゆれ，それにとらわれていく。これが行き詰まりである。それを治療者と一緒に丹念に変化を経験していく作業がさらに現実世界への取り組みを可能とし，次第に患者は，自分として生活世界でどう生きるのか，というテーマに取り組むことになる（治療中期から後期）。これが最も重要な治療の転換点となる。次章はこのような転換点からどのように治療の終結に結びつくのか，また森田療法における治ることとはどのようなことなのか，について述べることにする。

第8章

治療の実践
――治療の後期と終了：あるがままに生きる――
Clinical Practice: Late stage and Termination-To Live in as it is

はじめに

　今まで，1）初回面接：問題の読み直しと治療導入，2）治療前期：症状をめぐって，3）治療中期：自己のあり方をめぐって，という外来森田療法の三つの局面を述べてきた。「とらわれ」から次第に自己の問題へ，すなわち部分から全体へと治療が進んでいく。そして患者が生活世界に踏み出すにつれて，そのあり方が行き詰まり，そこでの変化治療上重要な転機になることを前章で指摘した。その変化のパターンには，「速やかな変化のパターン」（とらわれが軽減すると共に治療終了に至るもの，第7章で挙げた事例Cさん），「螺旋型の変化のパターン」（ゆれと行き詰まりを繰り返しながら，自己の生き方へのテーマが展開していくもの，第7章で挙げたAさん，Dさん），「転回型の変化のパターン」（ある時期から治療が膠着状態となり，そこからの変化を通して急速に軽快していくもの，第7章で挙げたBさん）の三つがあることを指摘した。患者のとらわれている様相は似ているが，その回復にいたるプロセスは変化に富んでいる。そしてこの変化パターンは，そのまま回復パターンと連動する。従ってここでは混乱を避けるために，変化のパターンを回復パターンとしてそのまま使用する。

　以下ではこの変化が起こった後の治療後期から終了に至るまでの治療的介入とそのプロセスを示し，そこで治療者が留意すべき治療的契機と治り方について述べてみる。

I　回復のプロセスについて

1. 終了のパターンについて

　今までも治療の終了に向かうプロセスは単一でなく変化に富んでいることが知られている。たとえば池田（1959）は，入院森田療法では，治癒に向かっていくプロセスには，だいたい3種類あることを指摘した。①各治療段階を通じ，平均して良くなっていくもの，②ある時期までかなり治療に抵抗を示し，急激に良くなっていくもの，③軽快・悪化を繰り返しながら，全体的に良くなっていくもの，というものである。渡辺（1967）は外来での intensive psychotherapy を試行した約60症例の経過もほぼ同様であると述べている。

　ここで述べられている①は「速やかな変化のパターン」，②は「転回型の変化のパターン」，③は「螺旋型の変化のパターン」にほぼ該当しよう。私は，この「螺旋型の変化のパターン」が外来森田療法での変化の典型であると考えている。

II　それぞれの終了パターンをめぐって

1. 速やかな変化と終了〈パニック障害のEさんの場合〉

　30代始めの女性，Eさんが治療を求めてきた。結婚を目の前にした，2〜3年前に不安発作に襲われ，近くの心療内科でパニック障害の診断で治療を受け，症状そのものは大分軽減した。しかしこの不安のために結婚を延期してもらっているが，親元を離れて生活することが心配で，そのことを考えると落ち込み，自信をなくしてしまうとのこと。

　治療者は，あれこれ考えることを棚に上げ，不安を持ちながらも直接的に生活世界に踏み出してみることを提案した。またそこで何が感じられるのか，観察し，それらについて面接で話すことにした。Eさんは今までの適応も良く，「べき」思考はさほど顕著でなく，家族葛藤も認められなかった。治療の初期から，行動することで不安な感情が流れる経験をした。それと共に自然

が生き生きと感じられるようになると，素直な「こうしてみたい」という気持ち（生の欲望）を感じられるようになり，それを日常の生活場面で行動に結びつけられるようになった。そして思いきって婚約者の所に訪れていき，自慢の料理をフィアンセと一緒に作ることができて，感謝もされ，また自分自身の喜びも味わった。もしかしたら結婚できない，親元を離れて生活ができないなどと決めつけていた「べき」思考を棚上げにすることができるようになった。そして，直接世界に踏み出すことでそれは柔軟なものへと変化し，落ちこんでも「いつものやつ」と客観的にみて，放っておけるようになった。

　治療は数回の穏やかな面接で終わり，後に手紙で，新しい生活がスタートしたこと，不安になることはあるが，そのまま放っておけるようになったということ，などが感謝の言葉と共に書かれていた。

　強迫性障害のCさんでは，症状をめぐるとらわれ（悪循環）が打破された時点で，そのまま治療は終了した。治療前期から中期で症状の改善と社会的機能の向上が得られ，その時点で治療が集結する場合である。あるいはEさんのように，不安はある程度軽減していたが，人生の重要な選択を前にして症状が悪化し，悩んでいる場合もある。治療はそれをめぐって展開し，その乗り越え自体が治療的となり，そのまま治療を終了する場合もある。

　このように短期で治療が終了する場合も決してまれではない。そのような場合は，①思春期，青年期，中年期などに発症するが，それなりに適応しており，その後の人生上の危機から症状へのとらわれが増し，その時点で相談に来る事例，②「理想の自己」と「現実の自己」との相克，あるいは「べき」思考がさほど顕著でない事例，すなわち神経症的性格構造がそれほど強固でない場合，③家族葛藤が顕著でない事例，④すでにある程度人生の行き詰まりを感じ，それについて自己理解が進んでいる場合，などである。

　このような改善の仕方は不安障害（パニック障害や強迫性障害）や軽度の気分障害（気分変調症）で比較的よく見られるパターンである。

2. 螺旋型の変化と終了

「螺旋型の変化のパターン」は，「ゆれ」，「行き詰まり」そして「変化」を繰り返しながら，次第に終了に向かうものである。「速やかな変化のパターン」よりゆれ幅が大きく，その時々の変化の経験が重要になる。これが変化と終了に至る外来森田療法の基本的なパターンである。AさんDさんが該当する。

このプロセスでは，「べき」思考の修正が主となる場合と家族葛藤への介入が主となる場合があるが，多くの患者ではそれらは重なって出現する。「べき」思考の発生を考えれば，当然ともいえよう（北西，2012）。これは池田（1959）のいう③に該当する。

1)「べき」思考への介入が主となったもの

対人恐怖のAさんのゆれと変化は次第に緩やかになっていった。その後も人生上の変化から，落ち込み，対人不安などを感じていったが，日記にも書いてきたように，それも自然なこと，その背後に自分の欲望を認め，受け入れていった。回復への経過は，行き詰まりとそこからの変化という形を取った螺旋型で，ゆっくりと自分としての人生を歩みだした。面接は数カ月に一度となり，治療者は穏やかに彼の体験をそのまま受け入れ，それに言葉を与え，それを内在化できるように介入していった。そのような面接がしばらく続いたが，やがて終了となった。

Aさんの持つ向上心，仕事にまじめに取り組み，そこで工夫すること，チャレンジすることがすき，人に対する繊細さと人を求める心，感情の激しさ，などがそのまま彼の人生を彩ることになった。そしてAさんはこのような自分でよい，と自分自身を受けいれるようになった。思春期からの社会恐怖は終息に向かった。

2) 家族葛藤への介入が主となったもの

気分変調症のDさんは親や自分の感情を変えられないならば，それをその

まま受け入れること，すなわち自分の問題として引き受けることができるようになってきた。それと共に，生活世界への踏み出しが可能となり，そこでのさまざまな経験をゆれたままに感じ取れるようになり，落ち込み，怒り，不安，なども少しずつ抱えられるようになった。そしてゆっくりとだが着実に螺旋型の回復へと向かっていった。

面接は穏やかなものとなり，生活世界での経験を意味づけ，成長していることを保証していった。面接の間隔は次第に延びて，終了に向かっていった。

Dさんの10代後半から続いた親との葛藤は影を潜め，むしろ老いた両親にとって，時には頼りになる娘となった。受け身だった人生により積極的に関われるようになり，思春期から続いた神経症性うつ病（気分変調症）が成人期後期で終息に向かった。

3. 転回型の変化と終了

この転回型の変化では治療は比較的早くに行き詰まり，時に膠着状態となり，そしてある「どん底経験」をした後急速に転回し，変化するパターンである。これは池田（1959）のいう②が該当する。Bさんがこの変化のパターンであった。

Bさんは急速に転回し，変化を経験した後，「このような穏やかな人生が来るとは思っていなかった」と日記に書いてきた。面接も穏やかになり，Bさんらしく生きていることがそのまま伝わってきた。治療者は「これでよいのです」とBさんを受け入れ，そこでの自然な生きかたについて「あなたを縛っている『べき』思考から抜けられたようです。この感じを大切に」と面接，日記で伝えていった。家族葛藤，特に母親との葛藤は，「あの人はあのような人。仕方がないと受け入れられるようになった」と述べたのは，治療開始後3年であり，8年も続いた慢性うつ状態は軽快した。このような回復へのプロセスで起こった経験について，面接で話し合い，その内在化を促すような介入を行った。

治療もほぼ終わり，時に必要な時の相談に来る形である。

III　治療の後半から終了へ——あるがままに生きる

1. よくなった経験の言語化

　面接は，症状から，生活世界にどのように関わるか，すなわちどう生きるのか，をめぐって展開する。治療者は，面接，日記などで生活世界での関わりから生じてくるゆれと行き詰まりを，積極的に取り上げ，助言し，支えていく。ある患者はゆっくりと螺旋型の経過を取り，ある患者は劇的に乗り越えていく。そして面接は次第に穏やかなものになっていく。「べき」思考が，徐々に影を潜めて，自己の欲望が発見され，発揮される時期でもある。この時期は終了に向かって重要な時期でもある。

　力動的精神療法家である神田橋は，この点に関して示唆に富む指摘をしている（1990）。

　　「探索の途中でわたくしは，プレ・バーバルな関わりで生じた転回がしばしば後戻りすることに気づいた。そして治療的転回がおこったのち，その転回をコトバを用いてお互いに確認しておくと，逆戻りが防げることに気づいた」

　これは，学派は違うがほぼ同じことを指していると思われる。入院森田療法において，森田自身が形外会で退院者に対して行ったグループでの心理教育や，鈴木（1990）が退院後の追体験を重視したのも同様な意味であろう。

2. 具体的介入法

　では森田療法家は，治療の後期から終了にいたる経験をどのように明確化し，言語化し，その内在化を援助するのであろうか。そこには共通した治療者の介入法と経験が存在する。それらについて述べる。

1）受容の促進
①症状の脱価値化・コントロールの断念とありのままの経験――「べき」思考の相対化

ここで挙げた患者に共通することであるが，以前は目の敵にしていた症状をそれと決めつけずに，受けいれられるようになった（「べき」思考の相対化）。いやなことはいや，時に落ちこみ，不安となり，くよくよと悩むのであるが，それはその時だけとなる。

Aさんが治療の後期に次のように述べた。

> 「はらはらびくびくしながら，仕事をしていますが，お客さんの立場に立ってものが考えられるようになりました。そうなるとお客さんにも認められ，麻雀にも誘われました」

この時期の面接は，このような患者のそのような経験について，それが「ありのままの自己を受け入れること。そのままでよいのです」，「これが治るということ。以前の君とずいぶん違ってきたのです」などとその経験の意味を回復と関連させながら明確化する介入を行う。

②自己受容――「理想の自己」の修正と「現実の自己」の受容

このような治療者の受容がそのまま患者の自己受容につながっていく。苦悩することは，自己を受けいれられないことと同義語である。そのような患者がある程度，これで自分はよいのだ，と思えるようになってくるには「理想の自己」（かくあるべし自己）が柔軟となり，「現実の自己」をありのままに受け入れることを必要とする。

この①，②と同時に次の重要な経験がされるようになる。

2）行動の変容
①生活世界の直接経験

「べき」思考で縛られなくなると，そのまま生活世界に踏み出し，そこで悩み，そして喜ぶことができるようになる。それがまた今までの人生の経験

とは異なった意味合いを与え，生きていることそのものが深く実感できるようになる。

②生の欲望の発見，発揮

この時期の患者は，自分の素直な生の欲望を発見し，それを発揮することが可能となる。

Bさんは，人にどう思われているのか，という不安の背後に人の世話がすき，という面を実感した。研修担当として，後輩の面倒などを生き生きと積極的に行い，「今までの，自分中心的な仕事の仕方とは，全く違ってきました」と面接で語った。そして小学時代は，おてんばだが世話好きな女の子であることを思い出した。

この時期の生き生きとした経験は，しばしば児童期のそれと似るが，それが患者の年齢にふさわしい形で表現される。いわば子どものこころと大人の知恵の統合である。児童期の経験を生活史から聴取する重要性がここにある。そして治療者の留意すべき点は，患者の生の欲望の兆しに敏感に反応し，それを言葉で照らし出していくことである。

3）あるがまま――恐怖は恐怖として，欲望は欲望として

それと共に重要なことは，恐怖は恐怖として，欲望は欲望として単純化して経験し，その相即・対性を感じ取っていくことである。

> 「人と仲良くなりたい。でも話しかける勇気がなかなか出ない。そういった気持ちが現実なのかもしれない。そういったはらはら，びくびくと欲望が混在しているからこそ，生きることが実感できるのだと思う」（Aさんの治療の後期の日記）

治療者は「"あるがまま"の経験です。しっかりと感じ取ってください」とコメントした。

後期の面接で，「過去に症状があった時に，どのように生きていましたか」と確認することがある。患者は異口同音に「生きている実感はなかった。な

にか霧の中にいるようだった」「あまりよく覚えていないのです」などと言う。
　患者は恐怖を打ち消すことに汲々とし，生きる欲望を感じることがなかったのであろう。そしてその相互のダイナミックな経験，相即・対性を実感できず，生活世界に直接関わり，そこで生き生きと深い情緒を経験することが少なかったことと思われる。
　このように終了に向けた面接では，患者の生活世界で経験したことに言葉を与え，それを内在化できるような介入を行う。それがなぜ患者がよくなったか，という自覚を深め，それが再燃，再発を防止するからである。

Ⅳ　治ることの契機

1．治ることの契機(1)
　──「行動の変容」と自ら問題として引き受けること

　治療の進行と共に，患者はゆれ，それを治療者と共に変化する経験をする。それと共に今まで不可能と思っていた症状，苦悩の引き受けが可能となり，自らの生の欲望を行動に結びつけ，さらに生活世界に深く関与していくことになる。
　ここでは何が得られたのであろうか。
　Frank JD と Frank JB（1961）は，心理療法を求める人たちに共通の特徴として「士気の低下」を挙げた。そして士気の低下を来している人たちは，「自分が自分自身の期待や他者の期待を満たせなかった，あるいは差し迫った問題に対処できていないということを意識している。彼らは，自分にはその状況を変える力がない，あるいは自分自身を変える力がないと感じている」と描写される。これはそのまま本書で挙げた患者に該当しよう。
　そして「心理療法の目標は，しばしば患者が自らの問題に関して責任を認識し引き受けるように助けることを含んでいる」という。それが患者の「自己効力感」（自己統御感）を高め，それが士気の低下から脱却し，治癒へと結びついていくからである。ここに治療上の行き詰まりとその乗り越えという治療的意味があり，患者が掴んだ感覚の一つは，この「自己効力感」であ

る。それは患者が生活世界に踏み出し，そして今までできると思いもしなかったことへの取り組みとその達成，つまり「行動の変容」によってもたらされるものである。それがそのまま患者の成長，変化へとつながる。

治療者は，患者が引き受けられる範囲で——それがしばしば難しいのであるが——危機・行き詰まりを準備し，それを乗り越え，今までと違った生き方の獲得を援助する。それらを通して，患者は自己効用感を掴んでいく。

さらに治る契機としてもう一つの側面がある。それは「受容の促進」に関わるものである。

2. 治ることの契機(2)
——「受容の促進」と自己の弱さをありのままに受けいれること

ここでは自分の弱さをありのままに受け入れる（「現実の自己」を受けいれる）契機として告白を取り上げてみよう。

> 社会恐怖症（対人恐怖）のＦさん（20代男性，会社員）は長い間人に変に思われないか，自分の視線が人にいやな思いを与えるのではないか，と悩んでいた。そしてそれと共に，彼が恐れていたのはそれを人に知られることであった。この悩みは治療者以外に親にしか伝えていなかった。Ｆさんは，いつも人前でびくびくし，それがたまらなくいやで，それを隠そうとして汲々としていた。
>
> 治療では，「びくびくはらはらするのも，自分と開きなってみること」「人にどう見られるか，よりも目の前のことに取り組んでいくこと」と助言し続けた。
>
> 次第に仕事に入り込むことができるようになったが，そこで他者の思惑を気にする余り，仕事でミスをし，上司に叱責された。Ｆさんは落ち込み，苦しくなったが，治療者の勧めもあり，思いきって「自分は人前で緊張してしまうことで悩んでいる」と涙ながらに上司に打ち明けた。また今までできなかった仕事の仕方についても相談した。Ｆさんの予想に反して，上司はしっかりとＦさんの悩みを聞いてくれて，仕事について具体的な助言をしてくれ

た。これが大きなターニングポイントとなった。「転回型の変化のパターン」という経過である。

　Fさんは，自分の弱点と思っていたことを打ち明けることで，むしろ気持ちが楽になり，あれほど避けていた上司とも仕事のことを相談できるようになった。またお客さんに対しても，「少々緊張しやすいもので……」などといえるようになり，そこからお客さんとの信頼関係も築けるようになった。

　Fさんの例のように，社会恐怖（対人恐怖）などで悩んでいる人に告白を勧め，それが治療上の転帰になることは知られている。
　森田が（1926／1995），後には黒川（2005）が対人恐怖者に対して，告白を勧めている。
　森田は20歳男性，赤面恐怖者の約4カ月間の通信治療を報告している。この通信例では，森田の逆説的介入が随所にみられる。たとえば「恥じるべきことは恥よ」「自分自身になれ」などであるが，治療の後半の介入として次のようなコメントがある。

　　「自分は人を見つめ得ぬ小心者であるということを真面目に真剣に，人に対して告白なさい。カラ威張りしようとすればますます弱く，自分自身のありのままになりきれば最も強くなるものです」（1926／1995）

　そして最後の手紙で，患者は「先生の御教訓通り，現在では，自分を偽り飾らないように，自分本来の姿に帰ろうと努力しています。心に思ったことはすべて人に打ち明けるようにしています。そして『自分は小胆者である』ということを誰にでも告白します」と述べている。
　また黒川は自らの対人恐怖克服の経験から「対人恐怖症全治における告白の意義」について論じている（黒川，2005）。
　赤面恐怖の治療において，第1のゴールとして，はらはらしながら必要なことができる段階があり，赤面恐怖を告白することを最終ゴールとした。そして自分の症状を隠さずに話すことから建設的な行動が可能になるとする。

黒川は，告白によって，主観的な悩みが客観化され，自分の独りよがりだったことに気づくことを指摘している。

諸家の見解に同意見であるが，私の立場から告白の治療的意味についてさらに検討する。告白とは，弱い，欠点と決めつけていた自己の経験をありのままに受け入れることであり，「べき」思考を無力化し，「現実の自己」そのものを受け入れる作業である。それは「受容の促進」の介入であり，告白には症状を「価値づけしないこと」と「コントロールの断念」の二つの契機が告白には含まれている。すなわち肥大した自己意識を削ることであり，そのことが生活世界への直接的介入を可能とする。

V 治ることをめぐって

森田（1936b／1975）は治ることについて，三つの段階を想定している。

第一段階
「『気分の悪いまま，こらえて働く』これができ出したら，修養の程度でいえば小学卒業というところです」

不安を持ちながら，目の前のことに取り組むという森田療法の治療原則をある程度身につけた段階である。この時点では自己意識（「べき」思考）の修正は限定的で，時に人生上の出来事，他者との葛藤から，後戻りすることも多々あり得る。ここで述べた治療のプロセスからいえば，症状をめぐることが治療のテーマになっている段階であり，「行動の変容」が身についてきた時期である。

第二段階
「『気分の悪い時は，いやなものである。また気分のよい時は，朗らかなものである』という事実をそのままに認める事は，諸行無常という事実を認めると同様であって，この程度が中学卒業に相当する。このように『事実唯真』

の動かすべからざる事を知れば、いまさらいやなものを朗らかにしたり、無常を恒常のものに見替えたり、相対を絶対にしたりする不可能な精神葛藤がなくなるから、ただそれだけで非常に安楽である」

　この時期は、自己をめぐることが治療のテーマとなり、「べき」思考が修正され、現実の自己をありのままに受け入れていく段階であろう。今まで述べてきた「受容の促進」（価値づけの否定、コントロールの断念）がある程度達成された局面である。
　それと共に、生の欲望が行動と連動し、自分自身を生かしていくことが可能となる。そこでの患者の経験を明確化し、内在化を促していく介入が、すでに述べたように、治療の後期から終了へ向けて行われる面接である。ここで通常は治療は終了する。「臨床的には治った」時期である。
　この治ることに関して、高良（1976）が重要な指摘をしている。

　　対人恐怖がなおれば、対人関係において抵抗感やきゅうくつな思いがまったくなくなるものと思っている人がいることである。これは、正常人として、あるていどの対人恐怖的心理はわれわれの生活の上で必要なものであり、恐怖症がなおってもこれがまったくなくなるわけではない。……対人恐怖がなおるというのは、対人恐怖的とらわれがなくなるということであって、人間性としてあるべき対人配慮や、あるていどの対人的緊張感などが全くなくなることを意味するのではない。

　これは、きわめて実際的な観点である。人は当然、その人の本来の資質によって、時にはらはらびくびくしながら、生活するのであり、それがその人としての個性ともなり、持ち味となるのである。

第三段階
　「この苦楽の評価の拘泥を超越して、ただ現実における、我々の「生命の躍動」そのものになりきって行く事ができれば、それが大学卒業程度のもので

もあろうか。『善悪不離・苦楽共存』とかいうのもこの事である」

「以上説明したところにより，世の中の現実で，誰もが人並みにそうやっているところの『苦しいままに働く』，それが小学程度，次に『苦しい事はいやである』そのままの事実を認識するのが中学程度，さらに『いやとか好きとかの名目を超越した』のが大学程度である」

　第三段階は実存的段階で，「べき」思考に基づくやりくりを抜けて，その世界そのものを経験し，行動していけるようになる。その時々の人生の流れに任せて，自在に生きる時期である。これはいわば理想型に近く，臨床的な治癒像として求めるものではないだろう。最終段階ともいえる実存的段階は，死と生の問題に直面した人たちあるいは人生の中年期から晩年にかけて時にはつかむことができる境地であろう。

第8章　治療の実践——治療の後期と終了：あるがままに生きる　115

表8-1　治療の各時期の課題と介入法

	初回面接：問題の読み直しと治療導入	治療前期：症状をめぐって	治療中期：自己のあり方をめぐって（治療の主題の変化に注目：症状から自己の問題へ）	治療後期：あるがままに生きる
介入法の基本	問題の読み直しと治療の導入 1. 主訴の読み替え 　1）とらわれの明確化 　2）生の欲望からの読み替え 2. 反自然な生き方の指摘（過剰な生き方として） 3. 治療の原理を示す： 「できないこと」と「できること」を分ける	とらわれの打破への介入 1. 受容の促進（コントロールの断念と価値づけしないこと）： 症状，グルグル回る思考，現実，現実の自己への介入 2. 行動の変容（直接経験と生の欲望と行動をつなぐこと）： 「気分」と「行動」を分ける，自分の感覚を大切にする，感じから出発する，など行動への介入	自己のあり方への介入 1. 関わる世界が拡大できるように援助し，行き詰まりを変化のチャンスとして捉える 2. 自己のあり方と葛藤の様式（そこで表面化してくるものへの介入）： 「べき」思考への介入，家族葛藤への介入 3. 変化のパターン： 　1）速やかな変化 　2）螺旋型の変化（ゆれと行き詰まりを繰り返しながら，自己のあり方への気づきと修正に向かう／定型的変化） 　3）転回型の変化（行き詰まり，どん底から転回へ）	自己の生き方と終了 1. よくなった経験の言語化を促す 2. 受容の促進：自己受容（「べき」思考への介入） 3. 行動の変容：世界を直接経験できるように介入し，生の欲望の行動的発揮への援助 4. あるがまま—恐怖は恐怖として，欲望は欲望として，経験できるように援助する 変化のパターンと終了のパターンは連続する

表 8-2　事例の経過と介入法

事例の特徴（述べている章を示す）	初回面接：問題の読み直しと治療導入	治療前期：症状への介入	治療中期：自己のあり方への介入（関わる世界の拡大とゆれ）〈変化のパターン〉1．速やかな変化 2．螺旋型の変化（ゆれと行き詰まりを繰り返しながら治療が進んでいく。定型的変化）3．転回型の変化（どん底経験から比較的急速に転回）	治療後期："あるがままに生きる"ことへの介入／援助〈終了〉1．速やかな変化と終了 2．螺旋型の変化と終了 3．転回型の変化と終了
A：社会恐怖（対人恐怖）第5章，6章，7章，8章	1．症状へのとらわれ 2．反自然的あり方と生の欲望の空回り（理想の自己と現実の自己の相克／自己否定）3．「できないこと」と「できること」を分ける〈1, 2, 3の明確化と共有〉	1．受容の促進：1）対人不安をそのまま感じていく 2）他者の評価を放っておく，棚上げする 2．行動の変容（出たとこ勝負，世界を直接経験する）	1．受容の促進への介入：1）主として「べき」思考 2）他者の評価をそのまま受けいれる 3）当初激しかった家族葛藤も影を潜めた 2．行動の変容への介入：欲望と行動をむすびつける 3．ゆれながら自己受容へ（螺旋型の変化）	1．受容の促進への介入：自己受容（はらはらビクビクしながら，それが自分として受けいれる）2．行動の変容への介入：欲望の行動的発揮（本来の人好きがそのまま行動に表現される，社会的責任を自覚し，親から自立）螺旋型の変化と終了（治療開始後3年目でフォロー面接を行うのみ）

表8-2 つづき

B：気分変調症（神経症性うつ病） 第5章, 6章, 7章, 8章	1. とらわれ（予期不安／悪いことを予想し，落ちこむパターン／グルグル回る思考） 2. 反自然的あり方（理想の自己と現実の自己の相克／自己否定 3. 「できないこと」と「できること」を分ける 〈1, 2, 3の明確化と共有〉	1. 受容の促進への介入： 　1）グルグル回る思考を棚上げする 　2）他者の評価を放っておく，棚上げする 2. 行動の変容への介入： 世界を直接経験すること	行き詰まりとどん底体験 1. 受容の促進への介入： 　1）重要な他者への葛藤，見捨てられ不安，他者の評価などをありのままに受けいれる 　2）現実の自分，現実そのものをありのままに受けいれる 2. 行動の変容への介入： 他者の評価に左右されず，目の前の仕事に取り組む （転回型の変化）	1. 受容の促進への介入： 重要な他者，現実，自己をありのままに受容 2. 行動の変容への介入： 本来の生の欲望を発見し，発揮，穏やかだが充実した生活へ 転回型の変化と終了（治療開始後3年目）
C：強迫性障害 第6章, 7章, 8章	1. とらわれ（症状と戦う，打ち消し行為） 2. できないこととできることを分ける 〈1, 2の明確化と共有〉	1. とらわれへの自覚を援助 2. 受容の促進への介入： 　1）待つこと 　2）自分の感覚を信じ，感じから出発する 3. 行動の変容への介入： 目の前のできることに取り組む	速やかな変化（とらわれが打破されたところで治療終了，8カ月）	速やかな変化と終了

表8-2 つづき

D：気分変調症（神経症性うつ病）第7章, 8章	1. 親へのとらわれ・葛藤 2. 反自然的あり方（理想の自己と現実の自己の相克／自己否定〈1, 2を共感的に傾聴〉 3. できないこととできることを分ける〈3の理解を根気よく促す〉	1. 受容の促進への介入： 1) さまざまな感情の受容 2) 両親, 他者の言動に振り回されない, どうしようもないとあきらめる 2. 行動の変容への介入： 心が動いたらスーッと乗ること	1. 受容の促進への介入： 主として家族葛藤に介入, 他者の評価はどうしようもないとあきらめる 2. 行動の変容への介入： 生活の再建（螺旋型の変化）	1. 受容の促進への介入： 1) 現実と自己を受容 2) 親との激しい葛藤を受けいれること（結婚もして, 頼りになる娘となっていった） 2. 行動の変容への介入： その時々の生活の問題に取り組む 3. 最も集中的に行った治療期間は3年ほどで, その時々の人生上の相談にのるような形でのフォロー面接を行っている
E：パニック障害 第8章	1. とらわれ（予期不安／自律への不安）〈不安を持ちながら, 行動に踏み出すように助言〉	受容の促進と行動の変容の介入： 不安を受けいれながら, 世界に踏み出すこと	速やかな変化（数回の面接で治療終了）	速やかな変化と終了
F：社会恐怖（対人恐怖）第8章	事例Aと同じ	事例Aと同じ	1. 受容の促進への介入： 症状をありのままに受けいれ, 隠さないこと（どん底状態から自分の弱点, 欠点を上司に告白（治療開始後1年半） 2. 行動の変容への介入： 生の欲望の行動的発揮 （転回型の変化）	1. 受容の促進への介入： 自己と現実を受けいれる（人と話すと緊張するが仕方がないと受容） 2. 行動の変容への介入： 本来の人なつっこさ, 世話好きを自覚し, それを行動的に発揮転回型の変化と終了（治療開始後2年目）

第9章

治療の実践
――家族への介入――

Clinical Practice : Intervention to Family

はじめに

　伝統的な森田療法は，家族を治療の対象としてこなかった。森田の事例の記述を見ても，家族そのものへの介入について述べたものはない。森田療法の治療対象はあくまで，症状や自己のあり方で悩む本人であり，森田療法で問題とするのは，「自己存在に対する自己の態度」（新福，1980）である。

　では森田療法では家族葛藤にどのように対応してきたのだろうか。入院治療では，家族的な治療環境で患者を育て直し，その成長を促進することで，家族葛藤を処理してきたと考えられる。つまり家族の問題を扱わないで，家族葛藤を扱うのである。外来森田療法では，しばしば家族をめぐる葛藤が，その治療過程で表面化し，そこへの介入を必要とすることは第7章で述べた。

　これらはあくまで悩む本人を対象にしたものである。しかし外来森田療法を行う中で，家族の相互関係を扱うことも少なくなかった。すでに私は，家族の問題を森田療法の立場から検討し（北西，2001），さらに「精神療法」誌の特集で家族・夫婦面接をもつことの意義について，森田療法の立場から述べた（北西，2011）。本論では，それらを踏まえて森田療法に基づいた家族への介入，あるいは家族間の相互関係への介入方法について述べることにする。

I 家族に対する対応

1. 森田療法における家族の理解

　今まで森田療法の理解に基づいた家族への接近を試みた例がないわけではない。親と子どもの悪循環に注目した玉井ら（1991），村田（1992）の論文がある。つまり親と子の相互作用や親の子に対する「こうでないといけない」という考え方が，子どもの神経症性障害の形成に重要な役割を果たしているという指摘である。また黒木（1992）は外来での森田療法を行う場合，治療者は家族を支持しながら治療を行う，あるいは時にはある治療的役割を担ってもらう必要があると述べた。これは入院森田療法に代わるものとして，家族が治療の場として機能するように援助するという試みである。

　一方家族療法家である石川（1990）は，現在起こっている現象を観察し，そこでの関係の連鎖から事象を理解すること，症状の意味を問わず（不問技法），行動を重んじることなど，森田療法は家族療法と共通するものが多いと指摘している。市川（1987）は，入院森田療法施行後の再発例に対して家族療法を行い，家族の問題を扱うことで患者の不安を自ら引き受けることが可能となった例を挙げている。入院森田療法の主たる技法は，家族療法でも応用可能であり，有意義である可能性が高い。

　現代では単に個人のみを対象とした治療だけでは，精神療法が成り立ちにくい。外来森田療法も例外ではない。現代日本の家族の絆は，以前に比べてゆるやかとなり，その分脆弱となった。ある家族の一員が不安，抑うつ，不登校，引きこもりなどの精神病理や問題行動を引き起こすと必然的に家族は巻き込まれる。そして家族の不安や混乱が，その精神病理や問題行動に拍車をかける。しばしばというより，ほとんどの場合は家族がよかれと思ってやったことが，逆に当事者の不安を増大し，その問題行動をさらに助長する。それがまた家族の混乱に拍車をかける。悪循環である。

2. 森田療法における家族介入について

　私は，外来森田療法を行っていくうちに当事者と家族との関係に注目する

必要に迫られ，夫婦や家族単位で治療するようになった。あるいは，問題となっている当事者が治療の場に現れない場合には，まず家族を対象として治療を進めることもまれではない。家族の間で起こっている悪循環の把握から，次第に治療は家族そのものへの生き方をめぐって展開する。

また治療的介入によって家族との関係が変わることにより，当事者自身が変化することもしばしば経験した。このようなことから，私は外来森田療法を行う場合に家族の問題はきわめて重要であると考えるようになった。そして，森田療法の理論を基盤に，私たちなりの家族への介入を行うようになった。森田療法的家族療法，親子療法，夫婦療法である。このような介入が現代の神経症性障害（特に学童期・思春期・青年期）や青年期や中年の夫婦の問題に対してきわめて有効であることが分かってきた（北西，2001；高田・他，2008）。

3. とらわれと家族間の相互作用

第4章「『とらわれ』と『あるがまま』」の図4-3を参照してほしい。そこには個人内界に視野狭窄のメカニズムが示されている。このとらわれの心理とは，「不安になった自己が自己自身を観察し，意識し，それを承認できないでもだえているような内向的，非行動的なありかた」（新福，1959）と描写される。

これをたとえば不登校に陥った子どもと母親との関係に置き換えてみよう。

「不安になった母親が不登校に陥った子どもを観察し，意識し，それを承認できないでもだえているようなありかた」としてこの相互関係を理解するとどうであろうか。これが森田療法で理解する家族間のとらわれの心理である。

さらに具体的に子どもあるいは当事者（A）と家族成員（B）の関係を見てみよう。家族成員が当事者からある好ましくない刺激を受けたとする。それは不登校であったり，引きこもりであったり，不安や恐怖，抑うつなどを示す言動であったりする。家族成員は当然それを意識し，注意が当事者に引きつけられる。通常これは，一時的なもので終わる。

しかし家族成員が当事者から受けた刺激，つまり何らかの行動的・情緒的

な反応を家族の考え方，価値観などにそぐわない，否定的だと考えたらどうであろうか。あるいは家族成員の不安を強く刺激したらどうであろうか。あるいは家族の葛藤を表面化させたらどうであろうか。

　特に思春期や青年期の精神病理的な行動は，今まで平穏に見えた家族の問題点をあからさまにし，それがまた家族成員（多くは母親）の当事者への対応を混乱させる。そして家族成員は当事者のそれを否定し，変えさせようとする。家族成員の当事者への圧力，つまりコントロール欲求が強まる。それが家族の「べき」思考という当事者に対する縛りである。

　そして，この対人関係で起こってくる悪循環の特徴として，以下のことが挙げられる。

　①当事者とある家族成員，あるいは家族全体の関係が周囲に対して閉じられていること，②当事者も家族成員も（少なくとも一方は）相手に依存と攻撃，罪の意識，愛と憎しみなどの複雑な感情をもっており，それで悩んでいること，③その感情のため，相手に対する注意が強まり，いわば相手しか目に入らないという視野狭窄の状態になること，④そこには当事者と家族成員の両者，あるいは一方に強迫的なコントロール欲求（相手を自分の思い通りに支配したいという欲望）が認められること，⑤この悪循環がひどくなると，支配と被支配，無視と過干渉など極端な行動が家族成員の一方に生じ，また時に暴力，引きこもりなどを引き起こすこと，⑥ひとたびこの関係に陥ると，当事者と家族成員がたがいにそれを賦活する過程によってこの悪循環が持続し，自分たちの力ではなかなかそこから抜けられないこと。

　さてこの現象をつかみ取り，その打破を治療の第一の目標に挙げることは，決して突飛なことではないだろう。何らかの問題を抱えた家族にはこのような悪循環が必ず存在するからである。森田療法家はこの悪循環の打破の専門家である。これは親と子どもの相互作用のみならず，夫婦関係でも起こりうる相互作用である。

　こうした発想から，家族への介入が行われる（北西，2001）。森田療法では，この悪循環を独自の技法を用いて打破する。一つは，すでに述べたように，入院森田療法によって家族から遮断し，当事者あるいは家族が自ら不安

を受けいれ，自分の健康な欲望を生活のなかで発揮することにより悪循環を打破する。つまり，この悪循環の一方の担い手がその問題を自分のものとして背負い直すことにより解決する。もう一つは，外来森田療法によって治療者がより戦略的にここで示した当事者と家族のどちらか，あるいはその両者を対象に，その悪循環の関係を打ち破ろうとする。この戦略について，本論は述べていくことにする。

II 事 例

1. 誤診された少年とその両親

　不登校の少年（小学5年生）の両親が紹介されて受診した。半年ほど前から，子どもが学校に行かなくなった。両親は一緒に自営業を営んでおり，父親は子どもを甘やかす方で，母親は教育熱心で，厳しい面もある。両親とも心配で，二,三の大きな病院の精神科を訪れ，全般性発達障害の疑いあるいは落ち着きのなさから ADHD（注意欠如多動性障害）などといわれ，薬物療法などを勧められている。

　両親は薬物療法に不安を持ち，また診断も納得できないため，いわばセカンドオピニオンを求める形で私のところに来たのである。子どもはもう診察に行くのはいやだと来院しなかった。

　それについては「無理に連れてくることはない」と伝えたあと，今までの経過について聞いてみた。幼児期からの心身の発達も特に偏ったこともなく，学校に行かない時も，夕方になると友達とよく遊んでいたという。成績は中程度で母親が勉強についてあれこれ厳しく言い，4年生の頃から学習塾にも通わせていた。学校に行かない時にも，塾には友達もいると言い，いやがらずに通っていた。

　学校に行かなくなってから，両親は心配してあれこれ尋ねるが，理由ははっきりしない。学校でいやなことがあり，どうやらいじめのようだが，深刻ではないらしい。学校の先生も授業中に落ち着きがなく，悪ふざけをするが，それ以外は特に問題はないという。

両親，特に母親は登校させようと，朝起こしては一緒に学校に行こうとするが，子どもは反抗的になり，そこで修羅場になるという。

母親の様子を聞くと，子どもに対するとらわれの心理そのものであった。母親の状態をそれとなく確認すると，子どもが不登校になってから，不安，落ち込みがひどく，朝の修羅場の時は「学校に行かないなら，お母さんは死ぬから……」といって，自分で自分の首を絞めて，慌てて父親が止めに入ったこともあるという。また学校に行かないならば，夕方友達と遊ぶこともダメ，と禁止したという。それがまた子どもの引きこもりを助長し，それがまた親の不安，苦悩を強めていった。

このような家族の相互作用について，今までの精神科では聞かれたこともなく，ただ子どもの状態を聞いた後に，心理テストなどをして，診断を告げられ，薬物療法を勧められたという。それについて不安を訴えると，入院での精密検査を勧められ，ますます不安になり，母親は，絶望的な気持ちに襲われたとのこと。

子どもの今までの心身の発達，そして親と子どもの相互作用から，むしろそこでの悪循環が問題だと理解し，その見解を告げた。

まず両親の心理を，とらわれから説明した。「子どもの一挙手一投足に注意が引きつけられ，意識され，それによって親の気持ちがゆれてしまい，そのためにさらに子どもに注意が引きつけられる状態です」と伝えると，両親，特に母親はその通り，と納得したようだった。そして「お子さんの様子から，特にADHDと決めつける必要もなく，薬物療法も必要ないでしょう。それよりもこの悪循環を切る練習をしてください」と両親に告げた。その具体的な行動処方として次のように伝えた。

1. 子どもに「学校へは行きたくなったら行くように」と伝えること
2. 朝，学校に行く，行かないという綱引きをやめること，朝起こし，あとは子どもの気持ちに任せること
3. 夕方の友人との遊びは，大いに勧め，自由に遊ばせること

4. 塾には今まで通り通わせること
 5. 両親は，自営を始めた頃の初心に返って，仕事に没頭していくこと

　今までと違った視点から，問題の理解とその解決法を提示され，両親ははっとして，"目から鱗という経験をした"と後の面接で述べた。母親の不安も大分解消され，ビックリもしたが，私の保証で安心もしたようだった。
　その後二，三回の面接は，上の行動処方の確認をしながら，両親に「子どもの欠点探しでなく，良い面を見ていきましょう。今までのような悪循環からむしろ子どもの問題行動が引き出され，それが誤って診断されてしまうこともあるのです」と伝えた。
　実際2カ月後には，子どもはだんだん本来の活発さを取り戻し，自分でなんとか学校の問題についても処理したようで，ある朝，自分で起きて，学校に行きだしたという。そこで面接を終了とした。
　このように家族間で起こっている悪循環から，児童期から思春期，青年期の問題を捉え直すことは臨床上きわめて重要なことである。この問題行動だけに焦点を当てると，誤診あるいはさらに問題行動の悪化を招き，それが問題行動を固着させることにつながるからである。
　これは，不登校のみならず，不安障害（社会不安障害，強迫性障害），うつ病などにより引きこもってしまう子どもたちや思春期の若者たちの家族への有効な介入方法である。そして親と子どもの悪循環がゆるんでから，当事者が受診し，それから必要に応じて治療を始めることも少なくない。

2. 強迫性障害への夫婦療法

　Gさん（20代の女性）が母親，夫と共に，治療を求めて私のところを訪れた。小さい頃から潔癖ではあるが，元気な娘だった。勝ち気な反面，繊細で依存的な面もある。母親自身，若い頃に一時，不潔恐怖に悩んだことがあるが，子どもを産み育てていくうちに次第に症状は消えたという。
　Gさんは，大学卒業後，職場で知り合った同僚と結婚。夫はおっとりとしてやさしい。結婚してしばらくすると，だんだん外から家に持ち込むものに

対して不潔と感じ，異常なまでに潔癖になった。スーパーで食料品を買っても，家に持ち帰って料理できなくなり，郵便物，CD，雑誌すら家に持ち込めなくなる。夫にも強要あるいは哀願して，家に持ち込まないようにさせる。その件について，しばしば夫婦で激しい争いになるが，結局夫が折れてしまう。風呂でも，汚れたと思うところを気にして長時間入っていたり，あるいはそれが苦痛で入らずにいたりする。それがだんだんひどくなり，母親が家事を手伝いに行ったり，実家で作った料理を持たせてやるような生活をしている。実家に行っても頻繁に手を洗い，きれいに洗えたかどうか，執拗に母親に確認する。母親は自分の以前のつらい経験を思い出し，できるだけそれにつきあってあげようとするが，そうすればするほど確認する頻度が増し，母親もノイローゼぎみであるという。これまで薬物療法（抗うつ剤，抗不安薬）を含め，1年以上治療を受けたがいっこうに好転せず，夫との仲も険悪になったため，精神療法を求めて私のもとを訪れた。

1）悪循環の明確化と打破

　Gさんの不潔恐怖に焦点を合わせながら，そこでの悪循環を明らかにした。「Gさんに何が起こっているかというと，不安，不快な感情を取ろう，取ろうとして，かえってそれにとらわれてしまうという事態です。そしてご主人やお母さんに確認を求めれば求めるほど自信がもてなくてつらくなるのです」と伝えた。

　Gさんには「ご主人，お母さんに確認したくなったら，一呼吸置くこと，時にはお二人に任せて，自分はそこから遠ざかってみること」と告げた。

　夫と母親には「何から何まで完全に確認してあげようとすると，つらくなります。ここもほどほど，そして止められそうもない時は，とりあえずその場を離れて，一呼吸置きましょう」と伝える。さらに日常生活の過ごし方，それに対して家族がどの程度援助するか，確認する許容範囲についても具体的に相談し，明確な行動処方を伝えた。

　Gさんと家族は，具体的な取り組み方がわかって，ほっとし，また今までと違う取り組みに対する強い動機づけになったようである。母親は，娘の問

題が母親の責任でなく，母親は夫とともに治療の最大の協力者であると告げられ，面接前とは打って変わって明るい表情で第1回目を終えた。

2)「できないこと」と「できること」を分けること

Gさんの自分の問題への取り組み，自分で不安をある程度背負っていくことへの動機づけ，家族による無理のない範囲での協力などをめぐって話し合う。それと共に，Gさん，夫，母親に「できないこと」と「できること」をお互いの話し合いから明確化し，そのルール作りを行った。Gさんと母親や夫との間で起こる「それはしてはダメ」，「いや，やりたい」という綱引きが日常化していたのである。

このような介入を通して，母親の，娘のためにすべてをきちんと確認してあげたいという強迫的傾向とその背後にある不安とコントロール欲求が明らかになってきた。それらがGさんの不安や強迫的傾向と相まって，症状を強めていたことがお互いに認識できるようになった。

また夫には，自分に何ができるか，実際にやり続けられないことがあればはっきりさせるように助言した。Gさんは，自分の症状のために夫の生活をコントロールしていたが，夫がいつでもそうすることはできないことをある程度は受けいれられるようになった。それとは別に，週末にはなるべく二人で外出し，新しい経験をするように提案した。

このような指摘は，Gさんにも夫や母親にも受けいれられ，事態がまた一段と明確になったことから，問題解決への前向きの姿勢を作ることが可能になった。

3) 不安を受けいれ，行動を変えていくこと

家族の間で起こっていた悪循環について家族に共通の認識が生まれ，とらわれはゆるやかになっていった。Gさんとは以前から，治療的環境が整ったら日記療法を行うと約束してあった。そこで外来森田療法に基づく個人精神療法を始めることにした。ここではその詳細に触れないが，折にふれ，家族にも治療的助言を行った。

この頃になると，母親は自分が悩んでいたときに自分の母親が自分に過干渉かつ支配的な対応をし，父親が優柔不断で信頼できなかったことを思い出した。そして娘が同じ状態になった時，自分もそれと同じようなことを娘にしてしまったようだ，と述べるようになった。Gさんの発症当時は，自分の育て方が悪くてそうなったのではないかという罪責感や不安が募り，それを解消しようとして強迫的な確認につきあったこと，そしてまた一方では，思いどおりにならない娘に怒りを覚え，放り出したくなることもしばしばあったという。それが母子間のとらわれを強めていたことは言うまでもないだろう。
　Gさんと夫の仲は時に緊迫したが，次第に夫の方も気長に待とうという気になり，頑張ると言っては後戻りしてしまうGさんをそれまでは許せなかったが，徐々に許容できるようになった。そして週末には，食事に行ったり家事を手伝ったりしながら，夫もほどほどにという感覚を身につけていった。夫婦間での支配・被支配，あるいはリーダーシップをめぐる争いが影を潜め，健康な感情の交流が見られるようになった。
　Gさんも，不潔感はあるが，強い強迫行為や家族の巻き込みが減ってきた。また友人と久しぶりに会って，それまでけっして口にできなかった自分の悩みを，比較的率直に言えるようになり，それだけでも気持ちが楽になったと述べた。そして自分の強迫的傾向を「今までよい妻，よい娘と自分を縛りすぎてきた。自分として，もう少し気楽に自然に生きようと思う」と語るようになった。彼女は，それまでやりたかった絵の教室に通う決心をし，思いきってそこに踏み出していった。

III　家族への介入の要点

　本論で述べてきた不登校の男の子や強迫性障害の女性とその家族たちへの対応は臨床の場面ではよく観察される現象である。
　当事者と家族の相互作用はこのような適応障害，神経症性障害，あるいは慢性の気分障害などに観察される。慢性化し，家族もその対応に苦慮している場合は，このような家族間の悪循環を想定し，その視点から家族のダイナ

ミクスをつかみ取ることは臨床上有用である。

このような家族では，家族の「べき」思考が家族と当事者を縛り，家族の望むことと結果はしばしば逆となっている場合が多い。この「べき」思考は家族神話として家族療法家が理解するものであろう（斎藤，2008）。その介入の要点をまとめると，次のようになる。

1.「できること」と「できないこと」をはっきりさせる

家族が巻き込まれている時に，森田療法の治療原則，家族の「できること」と「できないこと」をはっきりさせることは重要である。当事者の不安を取り除こうとして，その症状の打ち消しパターン，あるいは依存にそのまま付き合っていけば，不安が不安を呼ぶという悪循環を家族で作っていく。そして次第に当事者は退行的となり，それがまた家族の不安や怒りを刺激する。それがまた当事者の退行に拍車をかける。特に児童期・思春期の不安障害，適応障害，気分障害の子どもと親ではこのような相互の不安を賦活しあって悪循環を作り，症状を固定させ，悪化させる。

この悪循環から出て行くには，この悪循環に気づくこと，お互いに距離を取ること，お互いに「できること」，「できないこと」をはっきりさせることである。

不安などの感情，現実そのもの，家族，友人などの現実の対人関係は自分の思い通りにならない。それは自分の「できないこと」である。親が子どもの神経症的な不安を取り除くことはできない。このことをできると思い，またやらなくてはいけないと思うところから親と子どものとらわれが始まっていく。

子どものつらさがわかる親に「できること」は，その解決に対して安全な環境を提供し，子どもがその不安に取り組み，克服していく道筋を一緒に歩くことである。それは親が子どもの不安を引き受け，それを取り除くことではなく，子ども自身がそれを引き受けられるような環境を整備することである。

もうひとつの「できること」は，身近な行動に家族も協力して取り組んでいくことである。たとえば家族の間で「楽しいこと」を探してもらうことも

ひとつの行動である。何か楽しいことを見つけ，共通の経験・思い出を作り，楽しい関係を築き直してもらう。何らかの確認や不潔を避けるために，外出もままならないというのが，こうした家族の現状である。手近でできることを実行するよう勧める。やってみたら，案外楽しめた，没頭できたという経験は非常に重要である。

それとともに，子どもが自分の不安と向き合えるように援助し，そのような子どもの勇気を称賛することである。そこで初めて子どもは自分の不安を引き受け，それを成長の糧として使っていけるようになる。

2. 家族のゆるやかな関係を作ること

慢性化したさまざまな精神障害者への家族の関わりをみていると，家族のほうにも強迫的傾向，コントロール欲求を認めることが多い。「あまり確認しないって，先生と約束したじゃない」などと治療者との約束をたてに，周囲の人間が当事者に対して杓子定規な要求をしてしまうことがある。家族の強迫的心性がうきぼりになって，そのことが不安を増大する環境を作ってしまうのである。「不安」に対して何とかしようとお互いに要求しあうことが，一層お互いを苛立たせ，すぐ相手を「責める」という態度に出てしまう。そこに気づいたら，それを悪循環から読み直し，それをゆるめるような手立てを家族と一緒に考えていく。

「また気にしちゃったけど今度から気をつけよう」とか「徐々にやっていけばいいよ」というようなお互いが「失敗」や「症状」に寛大になり，許し合う，あるいは理解し合うという関係に家族が変わっていくことが，家族間の悪循環をゆるめ，それがお互いの健康な生きる欲望の自覚と発揮を可能とする。このことが慢性の精神障害の治療には有効であることはいうまでもないであろう。

つまり「待てない」「許せない」家族から許し合える家族へと変わっていける。このように当事者とともに周囲が成長することによって，悪循環が打破され，本人も家族も症状に振り回されない状況が作り出される，つまりそれが回復への確かな道のりとなる。

さて本章では外来森田療法で家族間の相互関係に注目し，その悪循環にどのように介入するかを解説した。次章からは私以外の森田療法家に外来での事例を提示してもらい，それについて私が解説を加えることにする。それによって，読者はさらに具体的な森田療法のイメージを掴めるのではないか，と期待している。

第10章 事例検討
——パニック障害——
Case Study : Panic Disorder

I 事例提示

はじめに
　ここでは精神科クリニックの保険診療の中でおこなわれた外来森田療法の症例を紹介したいと思う。昨今の精神医療においてはインターネット情報を介した受診行動が主流となっている。その結果，不安障害に対する治療法の検索などを通じて森田療法を知ったという患者も増えてきている。しかし，当院の受診者の大半は予備知識を持たずに訪れる人たちである。その際には，特に治療法の名は告げずに森田療法に基づく面接へと導入することも多い。紹介する症例の場合もそうであった。その方が自然な展開となりやすいからである。

　面接時間は初診60分，再診20分で，日記療法は用いずに患者の訴えに沿った面接を通しておこなわれる森田療法である。したがって，患者の側では特別な治療を受けているとの印象を全く抱かない経過であったと思う。

1. 症例A：30代男性，会社員
　診断：パニック障害
　主訴：パニック発作が起こるのではないかと怖い。そのために混んだ通勤電車などに乗れない。業務にも支障をきたす事態が続き，職場や得意先に迷惑をかけていることが申しわけない。現在通院中であるが，このままでは治らないと思うので転院したい。

現病歴：ある朝，通勤途上の電車内で初めてのパニック発作が起きた。臨時停車のために満員電車に長く閉じ込められたことが契機であった。動悸，息苦しさ，発汗がひどくなり，倒れて死んでしまうのではないかとの強い恐怖を感じた。以来，同様の発作が何度か生じた。内科検査に異常はなく，某心療内科クリニックを紹介された。パニック障害との診断で薬物療法を受け，ひどい発作にまでは至らなくなった。しかし，発作への予期不安から満員電車，地下鉄，高速道路を避け，業務にも支障の生じる事態は改善しない。薬物のみの治療に疑問を感じ，インターネットのクチコミ情報で当院を知って受診した。

生活歴：二人兄弟の長男で，小学生時代に両親が離婚。その後は母親の実家で祖父母，母，弟と暮らした。母親は愛情豊かな人であったが，世間に恥じることのないようなきちんとした生活態度を取ることを求めたという。大学生時代から単身生活となる。卒後に入った会社はいい加減な面が多いと感じて半年で退職し，現在の会社に再就職し営業を担当している。人当りがよくかつ有能な社員として上司や得意先からの評価が非常に高く，残業や接待で連日終電となるような生活を送っていた。2年前に結婚し，やはり多忙な会社員である夫人と共働きである。

2. 治療経過

1年2カ月の経過を初回面接，治療前期，中期，後期に分けて述べる。これから森田療法を学ぼうとする読者を念頭において，治療者側の理解や介入の意図を中心に述べたいと思う。

1）初回面接

スーツ姿で来院したAさんは，治療者の質問に笑顔をまじえて答える。親しみやすさ，快活さ，礼儀正しさなどをあわせもつ人であった。

受診の動機と発症以来の経過を中心に聴いていく。初回のパニック発作で味わった恐怖がその後の予期不安の原点となっていることなどを確かめる。Aさんの受けとめ方や語り方には大きな偏りはない。しかし，「気にしない

ようにしようと思うのですが，いつも臨時停車しないかと考えてしまいます」「忙しいことは全然苦にしていませんでした。今は得意先にも用件を電話で済ませてもらったりしていて申し訳なくて。この症状が治らないと本当に困ります」と述べる様子の中に人柄の誠実さとともに神経症的態度の一端が感じられる。治療者はその印象に応じて「気にしないようにと思うところで相当意識してしまっているんでしょうね」「その思いが自分で自分を緊張させているという面がかなりない？」「迷惑をかけるわけにはいかないという気持ちが強いんですねぇ」「しかたないかとは思えないんですね」などと投げかけながらその態度を明確化するように聴いていく。Aさんも「そうですよねぇ」と笑顔でうなずきながら語る。

　この作業はごく自然な形でおこなわれるが，森田療法の出発点となる介入が含まれている。患者の症状にまつわる不安や葛藤を受けとめつつ，同時にそれらへの態度に焦点を当てているのである。こうしたやりとりをつみ重ねることで，「症状があってはならない」「症状をコントロールしなくてはならない」ととらわれる姿勢が浮かび上がってくる。さらにその背景にある「周囲に迷惑をかけない自分でありたい，あらねばならない」との生き方への共感的理解へと続く。ここで扱っているものは認知の次元だけではなく，その背後の感情，「こうありたい」との欲求の強さ，さらには生きる姿勢の全般などをも視野に入れた治療態度であることに注意してほしい。

　続いて発症前後の職場の状況を聴く。Aさんの葛藤の中心が，症状とそれによる仕事上の支障という部分にあったからである。相当な過労状態の存在，しかしそのことを負担に感じていないこと，上司や得意先から信頼されかつ可愛がられている様子，その信頼に応える存在でありたいとの思いの強さなどが見えてくる。過剰適応的な状況がパニック障害の背景のひとつとなっていることがうかがえたが，この段階では扱わない。

　続いて生活歴や現在の家庭状況などの概略を聴いた上で，以下のような治療導入をする。パニック障害との診断とその中心に不安の問題があることを確認する。パニック発作の体験，治る見通しをもてないできたことからは，強い不安を抱くことが当然であることを保証する。しかし，「症状が起こっ

ては困る，仕事に支障を与えては困る」との人一倍の思いが自分を追い込んでいる面もかなり大きいのではないか。その結果として，不安が症状を誘発し，また不安を強める悪循環的状態にはまりこんでいるように感じると投げかける。このような理解は患者自身の体験に沿うものであり，Aさんは「確かにそうだと思います」とうなずく。

　こうした確認を経た後に，この悪循環的状態から脱出することに主眼をおいた治療の方向を示す。すなわち，症状を避けることばかりに向きすぎた意識や生活態度を改めるための実践を心がけ，その体験について面接の中で話し合う治療を提示する。まずは不安と闘いすぎないでその消息を自然にまかせることを勧める。同じような経験をしても気にしすぎない人たちは意識せずにそうしているし，Aさんも他の不安に対してはそうしているであろうこと，防がなくてはと必死にならない方が自然と注意はそこに集中しないで移っていき，症状も案外落ちついていきやすいものだと伝える。当分は症状を持ちながらもできる範囲で働くことで，不安にしばられて狭くなった生活も少しずつ広がってくるであろうとも話す。

　薬物療法を併用する場合もしない場合もある。Aさんはすでにベンゾジアゼピン系の抗不安剤を服用していたので継続とした。ただし，症状を持ちながら生活に取り組み，悪循環的状態を脱していくための補助であり，いずれ要らなくなるものとの位置づけを明確にした。これがSSRI剤であったとしても同様である。パニック障害は薬物療法と認知行動療法で治すものとの認識が一般化しているが，そこには限界や弊害もある。薬物療法を用いない治療も十分にありうることや，パニック障害は外来森田療法の代表的な対象であることが案外知られていないのは残念なことであると思う（北西，2003）。

2）治療初期（初診から2カ月まで）

　面接の間隔はほぼ2週ごとである。医療機関の症例では，症状をめぐる話題が多くなりやすい時期である。

　Aさんの場合も，治療者の「どうですか？」に応じて症状の消長を報告

することから面接が進んでいく。述べられる恐怖の場面は，出勤時の電車内が多い。そこでＡさんにホワイトボードを渡して，自宅から会社までの通勤経路を図示してもらう。これを使いながら通勤途上のＡさんが何を考えどのような行動をとっているのかを臨場感のある形で語ってもらう。停車駅と停車駅との間隔が長い区間や電車の速度が落ちるときなどに恐怖が強まり，動悸が起きてくるという。そのことをめぐってあれこれと話し合っていく。「発作にまでなったらどうしよう」「ひどい遅刻をして迷惑をかけるのではないか」「通えなくなるのではないか」などの不安を確かめる中で浮かび上がってくるのは，「こうなっては困る」「こうありたい」「こうでなければならない」という姿勢の強さである。不安の内容は自然なものであるが，そうした欲求の強さや執着が自然な程度を超えていることを感じて伝える。治療者が感じた面をその都度「気が弱いわけじゃなくて，その強い部分が自分を追い込んでいないかな」と投げかけるような介入を重ねていく。

　ある面接では，上司同伴で新幹線を利用する出張の予定が入って不安の高まったことが話題となった。ここでも不安の内容を具体的に取り上げながらＡさんの神経症的態度を扱う機会とする。「途中でパニックになっても降りることができないので乗れないのではないか」「自分が行けなかったら，先方には何という担当者だ，何という会社だと思われるのではないか」などが心配であるという。「ぼんやりしていて新幹線に乗ったことに気づかなかったとしたらどうだろう」「自分はパニック障害のために行けなくなって上司だけになってしまうかもしれませんと伝えてしまったっていいんじゃないの」「行ってもいいし，行かなくてもいいんじゃないの」などとやや意表をつくような投げかけをまじえながら話し合う。先回りして細かく考えることで不安を強くしていること，周囲よりも自分自身が「こういう自分でなければ」とこだわりすぎていることなどが気づかれていく。

　結局この出張は上司にお願いすることになった。しかし，不安を感じつつもこれと闘いすぎないで通勤する体験を通じて予期不安にこだわることは次第に軽くなっていった。

　治療初期においては，症状にまつわる話題を具体的に取り上げることが重

要となる。入院森田療法においては，あえて症状を話題として取り上げず，臥褥療法などの特殊な治療設定を利用して症状にとらわれない体験を引き出すための不問技法が重視される。これに反して外来森田療法においては，患者の日常生活の場で生まれる体験を通じて症状にとらわれる態度を取り上げて介入していくことになる。ここでは症状に関する話題を「とらわれの態度を扱うための治療資源である」と考える発想の逆転が必要となる（立松，2006）。また，とらわれて観念的な理解に陥りやすい患者が多いだけに，いかに具体的生活状況に引きつけて扱えるかが鍵となる。

3）治療中期（3～8カ月）

症状の話題が後退し，代わって生活上の葛藤が前景に出やすくなる時期である。

Ａさんの場合は，もっぱら仕事の話題が中心となった。当初は「症状さえなければ全て順調にいっていました」と述べていた。しかし乗物恐怖症状が軽減し，一時期控えていた残業や新規事案への対応を再開するとともに職場内の問題が語られるようになる。

ひとつは担当する得意先の量と質に関する点である。発症以来，実質の労働時間が制限された状態にあったため，意識的に仕事を増やすまいとしてきた。ところが大手得意先に対する困難な営業事案を引き受けてしまう。どこかで「自分がやるしかないのではないか」と考えて手を挙げてしまったという。もともと抱えている担当会社の数が営業部門内でも最も多い。得意先からの「Ａさんに担当し続けてほしい」との要望が多かったためである。上司から一部の担当を後輩に引き継ぐよう指示される。しかし，得意先に迷惑をかけない形できちんと引き継ごうとして逆に負担が増え，連日遅くまで残業をする結果となる。

もうひとつは自他に対する要求水準の高さの問題である。仕事ぶりを具体的に聴いていくと，どの仕事に対しても完全を期している様子がわかってくる。いい加減が許せず，引き受けた仕事は最後まできちんとやるべきだと考える。また期待を裏切りたくないとの思いが強い。面倒見がよくてかつ達人

的な仕事ぶりで部門をまとめている部長に傾倒しており，その部長に信頼されていることを意気に感じ，期待に応えたいと思ってきたと述べる。Aさんにとって部長は父親のような存在であることがうかがわれる。部長自身はアバウトな人間と自認しており，Aさんにも「完璧主義を捨てたほうがいい。雑用の類はもっといい加減にやることだ」とたびたび指摘していたという。

面接では，あまり仕事をしない先輩や同僚への不満を述べるが，当人たちには言わないでいるという。そんな折，隣人のちょっと理不尽な言動に激怒し，相手を震え上がらせてしまうという事件も生じる。曲がったことが許せず，白黒をつけないと気がすまない面があると述べる。同じ頃，得意先からのやや勝手なクレームを「わかりました」と引き受け，休日返上でこなすことも続き，久々にパニック発作が生じる。

部長に心配され，Aさん自身も疲れと限界を感じて早めに退社するようになる。

このような経過に対して治療者は，以下のような対応をしている。

生活（Aさんの場合はほとんどが仕事の領域）との関わりが深まる中で見えてくる問題をその都度具体的場面を再現してもらう形で聴いていく。そうすると症状に対するものと同様な態度が浮かび上がってくる。「こうありたい」「こうでなければならない」ととらわれる態度である。そのようにあろうとすればするほど生じる行き詰まりの事態やそれまで抑えていた怒りなどの感情，さらには疲労などをAさん自身が感じられるようになるに応じて面接の中で受けとめていく。しかし，その修正を早急に求めようとするわけではない。過剰でかたくなな面はあるものの，「こうありたい」「こうでなければならない」とする姿勢は，患者の生きることへの欲求の強さを反映したものであり，患者の人生を支えているものでもあるからである。そのような共感的理解に裏付けられた笑いの多いなごやかな雰囲気の中で，患者の神経症的な部分を「あてにされるのはうれしいけれど，すぎると苦しいよね」「部長を愛しすぎかな」などとの投げかけを通して照らし返す作業を繰り返していく。

多くの症例では，この時期にとらわれの態度の修正につながる試行錯誤が

進み，治療者も多様な介入を重ねることになる。しかし，Aさんのように過剰適応的な面が大きな症例では，その時期がより先になる場合も少なくない。

4) 治療後期（9〜1年2カ月）

症状や心理的危機の背後にあった生き方の問題が話題になることの多い時期である。

引き継ぎをしていた後輩が退職してしまったことに落ち込む。きちんと引き継ごうとしたことが後輩には負担であったことに気づけなかったという。部長から「仕事を80％に減らすことがこれからの課題だ」といわれ，確かにそうだと感じるようになった。しかし「何を捨てて何を残したらいいかが本当に難しい」という。その方法について面接でも取り上げるが，なかなか減らすことができない。

この頃から疲れの自覚が強まり，「残った仕事は明日に回してしまおう」と切り上げることも試みるようになる。同時にかなりの過眠傾向が現れる。強迫的な生活態度が緩んだときに出現する軽うつ状態であり，疲れに合わせて生活することを支持する。

ところが久しぶりに来院すると，涙ながらに「退職するしかない」と訴える。得意先よりクレームの出た先輩の仕事の処理を彼が担当したが，次々に背信行為が発覚する。先輩に対してと同時に，これを許してきた会社に対しても激しい怒りがわき，上司たちへの尊敬が一気に不信感に置き換わってしまったのだという。十分に聴いた上で，「こうあるべき，こうあってほしい」との期待の大きさが失望の大きさにつながっていることを取り上げる。行き詰まったときはひとりで解決しようとしないで，ありのままの気持ちをぶつけてみるとよいとすすめる。

次の面接には憑き物が落ちたようなさっぱりとした様子で現れ，部長に打ち明けて理解してもらえたこと，職場のことを一切話さないできた夫人にも初めて打ち明けて家族のありがたみを感じたことを報告する。

次第に職場とほどよい距離を取ることが可能となっていき，ほぼ定時に退社する生活となる。パニック発作への予期不安は多少あるものの休薬し，1

年2カ月で終結とした。

　この治療後期の劇的な展開はそこまでの治療過程が下地となって生じたものであるが，北西のいう「転回型の変化のパターン」に該当すると思われる。こうした治療的危機の局面においては，これを動じずに受けとめる治療者の態度が重要となる。治療者のそのような態度を可能にするものとしては，患者のとらわれの高まりの背後には健康な欲求の高まりがあることを感じられていること，とらわれの処理と健康な欲求の開花は同時進行的に生じるダイナミックな現象であることを経験的に理解していることなどの役割が大きいと考えられる。

　以上，パニック障害の症例の治療過程を紹介した。患者のとらわれの態度の取り上げ方や介入の仕方には，治療者の個性の入る余地が大きい。しかしその前に治療者は，患者のさまざまな訴えや生活態度の中に存在するある種の不自然な過剰さをとらわれの態度の反映として感じとる必要がある。したがって，森田療法を学ぶ治療者は，まずはこのとらわれという精神現象を感じとる力を鍛えることが大切であると思う。

II　解　題

1．事例の理解と治療の方針をめぐって

　これまでは，森田療法専門の自費診療クリニックでの事例を挙げながら，外来森田療法の介入について述べてきた。本章では，通常の保険診療の枠組みでのパニック障害の外来森田療法の事例である。立松も述べているように，パニック障害は森田療法が最も得意とする領域の一つである。

　この事例は，強迫的な傾向を持ち，その破綻の表現としてのパニック障害と理解できるものであろう。したがって，何とか症状を取ろう，仕事上の支障がないようにしたい，という患者の希望に薬物療法だけで対処しようとすると，薬物への依存を強め，慢性化を招く事態となりかねない。

　強迫的なAさんのあり方は，第4章，図4-2「とらわれと自己の構造」の逆三角形の自己の構造からよく理解できるように思われる。Aさんの生活

史からも，頭でっかちな「べき」思考で縛られている自己のあり方が見えてこよう。

　Aさんの過剰適応は，自己のあり方の当然の帰結である。強迫的な過剰適応，仕事ぶりの背後にAさんが重要と思う他者（ここでは部長さん）の期待に応えようとする心性があることも前もって予想しておいた方がよいだろう。

　Aさんのあり方が破綻し，パニック障害になったと理解するならば，生き方そのものへの介入も治療の射程に入ってこよう。パニック障害に陥ったAさんは，この逆三角形の自己のあり方がさらに極端にならざるを得ない。

　治療者がこのような患者の「べき」思考で縛られた不自由な生き方について自覚を促し，その修正を働きかけることは，パニック障害の慢性化を防ぎ，再発予防のために必須となる。治るということは，決して病前の状態に戻ることではないのである。

　一見するとさほど問題がなさそうに見えるこの事例も，このような見立てと慎重な介入を必要とする。

2．治療の介入をめぐって

　立松の初回面接とその後の介入は，さりげないが手堅く，そして熟練したものである。

　最初に症状（主訴）を聞きながら，生活史などのポイントを押さえ，Aさんの症状への関わり，そこでの「べき」思考を明らかにしていく。

　初回や初期の面接で患者の症状を積極的に取り上げ，そこから症状への関わりを浮かび上がらせ，それを通して患者の生き方までつかみとる治療者の見立てと介入は，外来森田療法の面接技術の基本である。そこでは入院森田療法の不問（症状を問わないこと，取り上げないこと）とは異なった治療上の工夫が必要となる。

　本書で述べてきた文脈からいえば，もっと症状（不安）を取りたいということは，この事例でも示されたように，もっと仕事をしなくてはならない，もっと周囲の人の期待に応えなければならない，という自分自身を追い込ん

でいく生き方そのものとつながっていく。その過剰な生き方を面接の中から浮かび上がらせていく。

しかし治療の順序は，立松が強調しているように患者の体験にそって進めていく。まず症状を取ろうとして悪循環に陥っていることを確認し，その打破を治療の方向として定めていく。何より患者がそれを望んでいるからであり，それが治療の動機づけともなる。

そして不安と戦わないこと（受容の促進）と，不安を持ちながらできる範囲で働くこと（行動の変容）と具体的方策を示す。これらの介入は対となる。

ホワイトボードにAさんの通勤経路を書いてもらい，そこでの不安の様相について話し合う介入は，視覚的，具体的ですぐに臨床家には役に立つであろう。

これらの介入については，第6章，図6-1「介入する領域と介入法」を参照しながら読むとより理解が深まると思われる。

Aさんのとらわれが修正されてくると，生活上の葛藤，職場への関わり方が治療のテーマとして浮かび上がり，そこへの介入がなされるようになる。それ自体が逆三角形の自己のあり方，生き方への問いかけとなる。治療者はこの治療のテーマの変遷に注意を払い，そこへの適切な介入を行っていく必要がある。森田療法では，局所的なとらわれ（悪循環）から自己全体のあり方へと治療が進んでいく。これが森田療法の特徴である。

次第にAさんの「べき」思考が，立松の共感的理解と巧みなAさんへの問題の投げかけによって明らかとなり，Aさんの自覚も進んでいく。患者は，しばしば自分には何かが足りない，弱い，ダメな人間だと決めつけがちであるが，治療者はそれとは異なった理解と介入を一貫して行う。欠損しているのではなく過剰なあり方こそ，Aさんを追い込んでいるという理解と介入である。

しかもそれを病理として扱うのではない。過剰さの背後にAさんの健康な生きる欲望があり，それが不幸にも自分を生かしていく方向に向いていないという理解である。

それに基づいた介入は，頭でっかちな「べき」思考（過剰さ）を削り，生

かされていない健康な生きる力を照らし出し，引き出し，そして発揮できるように援助することである。

　過剰な生き方が行き詰まると，Ａさんが治療の後半で見せたような抑うつ状態を引き起こす。この抑うつは，「今までの生き方が行き詰まっていますよ，それを転換する必要がありますよ」，というメッセージで，大切なものだと理解するセンスが臨床家に求められる。当然抗うつ剤の対象になるようなものではない。これが生き方の転換点となる可能性が高いのである。

　やがてあるエピソードを通して，Ａさんが置かれている状況に合わせてしまい，自分の素直な感情を抑え込んでいる過剰適応の状態であることが明らかになる。この問題をどのように扱うかが最後の治療のポイントとなる。立松はＡさんに，自分だけで抱え込まないで率直に職場で自分の気持ちを表現するように介入していく。そこからＡさんが受け身的な過剰適応から脱して，主体的に職場，仕事に関わることが可能となり，家族との情緒的つながりも実感できるようになる。新しい生き方への転換がなされ，そして治療が終結した。

第11章

事例検討
──過適応主婦のうつ病──

Case Study : An over-adapted housewife with depression

I 事例提示

はじめに

　うつ病に対する森田療法の特徴は，①「うつ」を良かれと思ってやってきた生活のスタイル（「仕事の仕方」と「対人関係の取り方」を指し，これを筆者は「いつものやり方」と呼ぶ）が行き詰まった結果として捉えること，②「うつ」は自然に回復するものと考えること，③「かくあるべし」にとらわれた生活のスタイルのために，「うつ」の回復が阻害され，再発が起こると考えること，の3点である。したがって，外来森田療法の治療的介入法は，①発病に至る病歴の中から，そこまで無理をすればうつになるのも当然と思えるような具体的なエピソードを聞き出すこと，②現在進行形の現実生活場面の中からも，何もそこまでやらなくてもよい「いつものやり方」を聞き出すこと，③その結果として，修正課題（今後の気のつけどころ）を明らかにすること，④そのための具体的な対処法（「新しいやり方」）を身につけることの援助となる（橋本，2005）。

　そのためには初回面接時に，丁寧に生活歴，家族歴をとり，その人となりに見当をつけてゆく作業が欠かせない。特に患者が主婦の場合，詳しく家族歴を問うだけで，患者のストレス要因と，それに対する患者の「いつものやり方」が浮かび上がり，修正課題に見当がつくことが多い。

　本章では過適応主婦のうつ病者に対する外来森田療法の実際を呈示し，具体的な治療技法を明らかにしたい。ちなみに，この治療は，初診時45分，

再診時約10分程度のごく一般的な保険診療であり，特に森田療法を施行すると患者に伝えてはいない。なお，個人情報保護のために，病歴，家族歴，生活歴の一部を改変してあることを，あらかじめお断りしておく。

1. 症　例

　症例はJ夫人。初診時46歳の女性である。
　主訴：ほてり，多汗，不眠（中途覚醒），不安・焦燥感，食思低下，家事の段取りがつかない（特に献立をたてるのが辛い）。
　起始および経過：X-1年8月頃から，昼間急に汗が出るようになったため，更年期障害を疑って，同年10月に婦人科受診。特にホルモン異常はなく，漢方薬治療を受けるも改善せず，X年5月頃から，不眠，不安・焦燥感，食思低下（2カ月で5キロの体重減少を伴う），意欲低下等の抑うつ症状が出現し，徐々に悪化したため，同年7月6日に当科初診となった。
　生活歴：G県都市部にて出生成育。乳幼児期著患なく，丈夫だった。4歳年少の弟が小児喘息，アトピー性皮膚炎などがあり，手のかかる子であった。小学1年生になる年に，東京都S区に転居。地元の公立小学校に通い，成績は良かったが，運動は苦手であった。中学受験をして，中高一貫の女子校に入学。吹奏楽部に入部したが，中3の夏に母親が肺癌に罹患し，入院治療が始まったため，部活はやめている。高1の秋に母親が亡くなり，女手は患者のみの生活となった。それでも，成績は上位を保ち，都内の有名私立女子大に現役で合格。大学卒業後OLとして1年勤めた後，父の勧めでお見合いをして，23歳で結婚。夫は5歳年長の会社員であった。地方での転勤が2回あり，その間2児をもうけた後，X-6年（40歳時）に東京都T市に転居した。ちょうど長男が地元の公立中学に入学した年で，この年の夏ころから，小〜中学生相手の学習塾で，週1回の塾講師のアルバイトを始めている。そこでの評判が良く，X-2年頃からは，週3〜4回，15時〜19時位の勤務となっていた。X-1年は長男が高3で大学受験，長女が大学4年で就職活動の年であり，5年来単身赴任だった夫が，X年4月から東京勤務となり，家族4人で生活するようになっている。なお，X年4月以降は，塾講

師のアルバイトは週2回に減らしているとのことであった。
　家族歴：4歳年少の弟との二人姉弟第一子。父は77歳で，公務員を退職後，地元に戻って，親戚が多く住む地域で一人暮らしをしている。母親は42歳で死去。弟は，同じく地元で6歳年少の妻と，小6の息子との3人暮らし。夫は51歳中堅ゼネコンの管理職，長女はX年4月に鉄道会社の営業職として社会人1年目，長男は東京の私立大学1年生で，家族4人暮らしである。

2. 治療経過
1）第1回
　初診時，単身にて受診。主訴の内容は辛そうであるのに対し，その語り口はむしろ快活で，元気そうに見えるのが，平気の平左を装うこの人の特徴と思われた。中途覚醒（1～2時間おきに目が覚める），食思低下（体重減少を伴う），多汗，ほてり等婦人科系の自律神経失調症状の存在，献立が立てられないといった意欲低下，集中困難を呈する抑うつ症状から，うつ病の診断（大うつ病性障害，軽症，DSM-Ⅳ-TRによる）は速やかについた。
　そこでまず，X-1年，学習塾講師のアルバイトが増え，長女の就職活動，長男の大学受験等に際して，J夫人が具体的に，どのように振る舞ったのかについて，問うことから始めた。
　X-1年4月になっても就職の内定が出ない長女の就職活動に不安を感じたJ夫人は，夫と頻繁に連絡を取り，夫の関係者が多い建築関係の会社のコネクションを頼りに，長女にいろいろとアドバイスしたが，長女はそれに反発し，口もきかない険悪な状況になったことが語られた。結局，この年の7月に，全く異分野の鉄道会社の内定を取ってから，関係は改善したとのことである。
　長男の受験に関しては，学習塾勤務の関係から，さまざまな情報を与えたようだが，これも空回りであったことが語られた。
　ここで筆者は，親離れができているからこその反応であり，これまでの子育てがうまくいった証であることを伝えている。

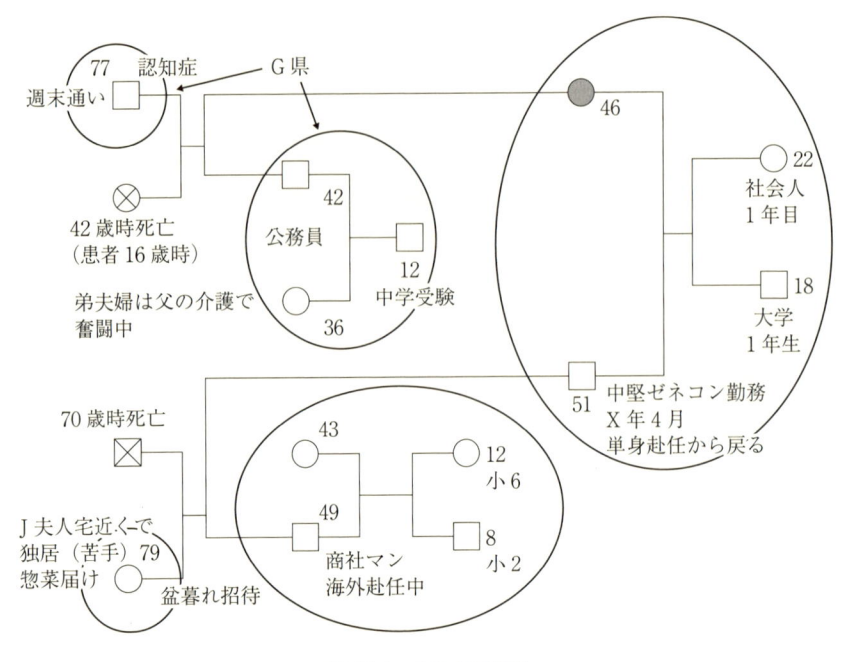

148　森田療法を学ぶ——最新技法と治療の進め方

図 11-1　J 夫人家族歴

　その一方，塾講師のアルバイトは徐々に増え，週1回の約束であったのが，X-2年の4月以降は，15時～19時くらいの時間帯で，週3～4回に増えていたこと，X-1年8月の夏期講座中は，10時～17時の時間帯の5日連続勤務を，2回もやったことが語られた。

　この辺りまで問いただした時点で，J 夫人は，「ここまでやってれば，具合が悪くなって当然ですね」と語った。X-1年8月の発症は，まさにこの夏期講習の終了した頃だったからである。

　しかし，この話の流れだと，X年4月以降は，長女の就職活動，長男の受験も終わり，夫の単身赴任も解けて，塾講師のアルバイトも控えたので，ストレス要因はかなり減ったはずである。しかし，同年5月から抑うつ症状が明らかに出現してきており，本人の意識している誘因だけでの発症かどうかは疑わしいと感じた。そこで，家族歴の詳細について，今一度問うことにし

た（図11-1）。

　G県に住む77歳の父親は，X−1年に入った頃から，物忘れが酷くなり，一人暮らしが困難となったため，近所に住む弟夫婦が，食事作りや，通院援助等，介護に忙しくなってきていること，小6の息子が中学受験を控えているので，弟からJ夫人に援助要請があったこと，そのためX−1年4月以降J夫人は，片道2時間半かけて，週末は実家に行き，実父の世話をしていたこと，夫の弟は商社マンで，6歳年少の妻と2児があるが，海外赴任中であること，79歳になる義母は今のところ大きな病気はないが，J夫人一家の自宅から車で15分程の距離に一人暮らしをしており，ちょくちょく惣菜を持っていったり，年に数回は自宅に招くなどかなりの世話を焼いていること，実はこの姑が苦手であることがわかってきた。つまり，J夫人を取り巻くストレス要因は多岐にわたっており，X年4月以降も多くのストレス要因は持続していることが，治療者だけでなく，J夫人自身も理解できたのである。

　このように，かなり突っ込んで問わないと，こういったエピソードをなかなか語ってくれないのが過適応うつ病者の特徴であるが，語っているうちに自らのやりすぎパターンに気づき，修正課題にも見当がついてくるのもまた，彼ら／彼女らの特徴である。

　さらに，同年4月以降の家事・育児の仕方を詳しく問うと，塾のアルバイトは週2回に減らしたものの，子どもたちと夫では好みが違うので，別々の献立を立てていること，帰宅時間が全員異なるので，それに合わせて仕上げをしていること，特に長女は帰宅が遅く，終電帰りになることもあり，1時過ぎまで起きて待っている日も少なくないこと，朝は5時に起きて，夫の弁当を作っていること，それが5月後半くらいからできなくなってきていることがわかった。「献立を立てるのが難しくなった」というのは，このことであったのである。さすがに，X年6月中旬からは，献立は1種類とし，手作りに拘らず，惣菜を買ってきたりしていること，夫の弁当は諦めたが，申し訳ない気持ちで一杯であること，洗濯は何とかやっているが，掃除ができなくなっていることを語った。

　ここで治療者は，彼女の過適応で強迫的な生活のスタイルは以前から続い

ており，現在も基本的には変っていないこと，X年4月以降，仕事は減らしたものの，家事的には強迫的な生活スタイルがむしろ強まっていたこと，その行き詰まりとしてうつ病が発症したことを説明した。ここで重要なのは，何かが足りなかったのではなく，むしろやりすぎであったという，過剰の文脈に載せて，そのしんどさに充分共感した上で伝えることである。J夫人が，深く頷いたのは言うまでもない。

初診時の最後に，診断名としてうつ病であることを伝え，服薬と休養にて回復する病気であることと，生活のスタイルの微調整をしないと，再発する危険性が高いことを，改めて指摘した。その上で，1週間後の再診時までの過ごし方として，以下の3点について指示した。

①うつ病と診断され，安静を指示されたことを家族に伝えること，②基本的に家事は最低限にして，家事や買い物を家族に頼むこと，③就寝時間，起床時間，食時の時間を大体決めること（但し，眠れる時間，食べられる量は問わない）。

主婦のうつ病者を休ませるためには，このように家族に頼って，家事・育児を制限するように明言することが重要な介入法と言える。男性や独身女性であれば「自宅で入院しているつもりで」と言えば済むが，主婦にとっては家庭が職場であり，それは困難なのである。

ちなみに，この症例の治療には，抗うつ剤，抗不安薬を少量使っているが，本稿ではその詳細については触れない。

2) 第2回（X年7月13日）

「ウソみたいに良くなりました」というのが，J夫人の第一声であった。この手の発言は眉唾物であることが多いので要注意である。大学生の息子と夫が，早く帰れる時は電話をくれるので，惣菜等の買い物を頼めるようになったこと，家族の帰りが遅い日も23時には就寝しており，眠れるようになったこと，薬を飲み始めた翌日は9時過ぎまで寝ていたが，次の日からは7時前に起きられるようになったことが報告された。

この1週間の生活ぶりについて詳しく問うと，①初診したのが水曜日だっ

たが，日曜日には，大分調子が良くなったのと，天気が良かったので半日かけて溜った洗濯物を片づけたこと，②月曜日には昼食後の薬を飲み忘れたが，特に変化がなかったのでその後は昼食後の薬を飲んでいないこと，③昨晩実の弟から電話があり，認知症の父親の施設入所について相談され，自分が行けなくなったからだと自責感が強まったことが語られた。

　ここで筆者は，内心「1週間でこれかい！」と突っ込みたくなったが，その気持ちを抑えて，「あなたが夫や家族に頼ったり，医者や薬に頼るのが苦手であることはよくわかるけれど，日曜の洗濯は家族に頼りましょうよ。薬もしばらくは指示通りに服薬して下さい。父親の世話を自分でやりたい気持ちもわかるけど，介護保険等の公的支援を利用していくことが，弟さん一家にとっても大切なことだと思いますよ」と伝えた。

　このように，現在進行形の「いつものやり方」を問うことで，家族，医療，介護保険に頼れるようになることが，J夫人の修正課題であることが明らかになったのである。

3）第3回〜第6回（X年7月24日〜9月7日）

　この後，2週間に1回の外来治療が2カ月ほど続いた。その間，症状がちょっとよくなると，①義母を日帰りバスツアーに誘う，②父親が入所した施設に行く回数が増える，③塾講師のアルバイトを断り切れずに増やす，④家族に家事を頼むことを減らす，といった「いつものやり方」が再現しては，自律神経失調症状が悪化することが繰り返された。これは，良き嫁，良き娘，良き友，良き母，良き妻としての「かくあるべし」が，次第に明らかになってきたことを意味する。

　これが可能となったのは，筆者が結果としての自律神経失調症状は不問に付し，もっぱら「仕事の仕方」や「対人関係の取り方」を問い続けるという，「不問」技法を用いているからである。このプロセスを通して，J夫人も「症状さえなくなればよい」のではなく，「いつものやり方」を変えなければいけないことを，体験的に理解できるようになっていった。

　しかし，この時期は，患者にとってむしろ辛い時期でもある。事実，「い

つものやり方」があまり変わっていないことに気づくたびに，Ｊ夫人は落ち込むことが多かった。ここで筆者は，初診時に比べれば，遥かに家族や，医療や，公的支援に頼れるようになったことを評価し，「いつものやり方」を変えてゆくのは，とても大変なことであり，「判っちゃいるけどやめられない」という時期がしばらく続くのは仕方のないこと，100%変わる必要はなく，微調整で充分であることなどを繰り返し保証していった。これも外来森田療法における重要な介入法の一つである。

　この時期，この辺りのしんどさに共感できるかどうかが，治療上の鍵を握る。そのためには，生活歴から，Ｊ夫人の過適応で強迫的な生活のスタイルが，いかにして形成されてきたのかについて，想像をつけておく作業が必須である。16歳で母親を亡くし，父と弟の世話を担い，父に心配をかけまいと，勉学に励み，父の勧めで，早く見合い結婚をしていること，結婚後も単身赴任の夫に心配をかけまいと，二人の子どもの育児についても，身を粉にしながら取り組んできたであろうこと，5年ぶりに一緒に暮らすことになった夫に対しても，苦労をかけたという罪悪感や，思春期の子どもたちの育児に深く関わってくれなかったことに対する恨みなどの感情がないまぜになっているであろうこと，その結果として夫や家族を頼りにすることが苦手でありそうなこと，夫に対する不満もあまり言えそうにないことなど，この辺りに想像をつけることこそが，共感的理解を可能とするとともに，治療後期の修正課題を明らかにすることになる。

　しかるにこの時期，筆者は夫，長女，長男の家族の誰かに診察に同席してもらい，家族から見てＪ夫人のどこが変わって，どこが変わらないのか，家族がＪ夫人にどうなって欲しいと感じているのかについて，聞きたい気持ちが高まっていった。しかし，家族に来てもらうこと自体が，Ｊ夫人の罪悪感を高めてしまうのではないかという危惧もあった。

　そこで筆者は，夫に買ってきた惣菜で夕食を取らせたことや，日曜日に長女が洗濯をしてくれたことや，長男が弁当を買ってきてくれたことに感謝しつつも，申し訳ない気持ちを語る彼女に，「ご主人はそんなに気にしてないんじゃないかな」とか，「娘さんは大してしんどいと思ってはいないと思う

よ」とか，「息子さんがコンビニに寄るのは，いつものことじゃないの」などと返すことによって，家族に頼ることに対する罪悪感を緩めるように努めた。換言すれば，自らがモデルとなって，自分だったらどう感じるのかを伝えた訳であるが，これも，患者の経験の相対化を促す，外来森田療法の介入法の一つである。

その甲斐があったのか，第6回（9月7日）の診察の終わりに，J夫人が「夫が一度一緒に受診したいと言っているので，次回は土曜日に来てもいいですか」と発言した。もちろん，渡りに船とばかりに賛成し，2コマ（約20分）取っての予約とした。

4) 第7回（X年9月24日）以降

この日はじめてご主人とともに来院した。ご主人からは，同席受診の件はかなり前から提案していたにも拘らず，本人が同意してくれなかったこと，むしろ発病前のJ夫人の働き者ぶりに，家族みんなが半分呆れていたこと，発病後の方が普通のお母さんらしくて良いと感じているくらいであること，もっと具体的に注文を出してほしいと家族全員が思っていることが語られた。

特にこの家族に注文を出してほしいのフレーズに，筆者は反応した。家族にどうして欲しいのかを具体的に言えるようになり，どうして欲しくないのか文句の一つも言えるようになることが，家族に頼るというJ夫人の修正課題だと感じていたからである。

「何をして欲しいのか，もっと注文をつけてよいというご主人の言葉を，肝に銘じてくださいね。それが少しでもできるようになれば，『いつものやり方』も変えやすくなると思います。たとえば，せめて洗濯物を洗濯物入れに入れて欲しいとか，帰宅が遅くなるときは電話一本入れて欲しいといった注文でも良いはずですよ」と伝えた。

第8回以降，J夫人の診察は，1コマではあるがご主人同伴で土曜日に行われるようになった。これを契機に，家族の家事分担（週1回水曜のノー残業デーと週末の夕食の惣菜は夫が用意し，月，火，木の週3回は息子が弁当調達，日曜日に娘が洗濯と買い出し同伴）が原則として続けられることにな

り，J夫人はそれに頼れるようになっていった。

5) 第10回 (X年11月5日) 以降

　これ以降は，4週間に1回の受診となり，夫も時々同席とすることとした。この年の年末年始は義弟一家が2週間ほど帰国できることになり，J夫人宅に招く必要がなくなった。X+1年2月には，実弟の息子の中学受験も終わり，父親の入所施設への訪問も月1回程度となった。

　第14回（同年3月4日），久しぶりに同席した夫から，「先週の水曜日，ノー残業デーに急な仕事が入って，その連絡を忘れてしまい，家内にえらく叱られました」とのエピソードが語られた。その語り口が，むしろ嬉しそうであること，J夫人も笑顔でそれを受けていた様子から，彼女の生活のスタイルが確かに修正されつつあることが見て取れた。

　同年4月からは，もともと好きだったコーラスを月2回のペースで始め，薬物も抗不安薬のみの処方となった。主婦のうつ病者の場合，家族以外の他者との交流が拡がることが再発のリスクを低下させるので，このような動きを肯定的に評価することも重要な介入法である。

　J夫人がしばらく薬も飲んでいないことを語り，治療を終結したのは，コーラスの発表会を理由にX+1年8月の夏期講習を断ることができた後であった。初診から1年2カ月が経っていた。

おわりに

　一般に過適応うつ病の会社員の治療はうまくいけば3カ月から半年程度で済むのに対し，過適応主婦のうつ病者の治療は年単位になることが多い。これは，会社での仕事の仕方や対人関係の取り方を修正するより，家族との関係の取り方や家事のやり方を修正することの方がはるかに難しいからであろう。オフィシャルな場面よりプライベートな場面の方が，自分の生活のスタイルを修正することが難しいのは言うまでもない。

II 解　題

1. 事例の理解と治療の方針をめぐって

　前章に引き続き本章も通常の保険診療の中で行われた女性のうつ病事例の検討である。診断は大うつ病性障害となろうが，より心理的・環境的要因の関与が強く，その理解と介入法を間違えば容易に慢性化し，治療が膠着状態に陥りやすいうつ病であろう。強迫的な過剰適応の破綻として理解できるものである。このタイプのうつ病は，もっと，もっとと自分を追いつめて，結果として破綻し，またそのような強迫的な心性が症状を完全に取ろうとあがき，容易に慢性化の道へと進んでしまう。また休息と薬物療法によって回復しても再発しやすいタイプであろう。

　一見して適応がよいように見えるJさんのあり方は，第4章図4-2「とらわれと自己の構造」の逆三角形の不安定な自己の構造を頭に浮かべてもらうとその理解が容易となろう。根っこには無力感を抱え，それゆえ自分を「かくあるべし」と縛っているのである。

　Jさんのこのあたりの事情が橋本の熟練した面接から明らかになっていく。外来森田療法の導入において，橋本も強調するように，生活歴，家族歴の聴取からその人となりをつかみ取っていく作業は必須である。Jさんは思春期に母を亡くし，その後優秀な成績で大学まで進み，結婚，2児をもうけ，夫の単身赴任中はしっかりと家を守ってきた婦人である。

　初診時の面接は，うつ症状を同定するだけでなく，その背後のJさんの生き方をつかみ取ろうとする。そして橋本の面接から，Jさんの生活は，現在の家族の世話を中心として，塾講師としての活動や父親，義母の世話などに関わっていることが浮かび上がってくる。Jさんもそして読者も"なるほど，これでは行き詰まってしまう"と納得させられるであろう。

　Jさんのあり方が「過剰な生き方」（橋本のいういつものやり方）として取り出されたのである。従って治療の方針は，①いかにこの過剰さをゆるめるのか（削ること），②Jさんらしい自然な生き方がつかめるのか（ふくらますこと），ということになる。

この事例への介入が最初からうつ症状の軽減を図る方法として，その現実生活での過剰さを取り出し，その修正を図る方向に向いていることに読者は注意を払ってほしいと思う。この過剰さのもつしんどさを共感しながら，その生き方の不自由さ，不自然さを伝えていくことが，森田療法の治療導入の場合，強調されるべきであろう（北西，2012）。それによって人を信頼し，任せることが不得手な強迫的な人たちが，理解されたという安心感，安全感を持つことができるのであろう。この安定した治療的関係に基づいて治療は進んでいく。

　橋本は，薬物療法について，さらりと"抗うつ剤，抗不安薬を少量使っているが，本稿ではその詳細については触れない"と述べているが，このような共感的態度と明確な治療の方針が相まって，薬物療法の役割を限定的なものにすることが可能となるのである。

2. 治療の介入をめぐって

　治療者は，Jさんと一緒にどのように世界に関わっていったらよいのか，考え，助言していく。患者がどのような生き方を生活世界でしているのか，をありありと，そしていきいきと治療者が感じ取っていく様子が見えてくる。ここでの治療的関係は，決して治療的関係に閉じられることはなく，生活世界に開かれている（橋本，1987）。そして橋本は率直な自己開示，みずからがモデルとなり，自分だったらどうするのか，を伝えていくことも積極的に行う。

　しかし長年培ったJさんのいつものやり方は簡単に転換できない。当然のことながら，治療の行き詰まりが生じてくる。それをどのように扱うかが森田療法では重要である。ここでJさんのいつものやり方，「かくあるべし」という自分で自分を縛っている生き方がみえてくる。橋本は，その行き詰まりの結果としての自律神経失調症状は不問として，終始一貫して「仕事の仕方」「対人関係の取り方」を問い続ける。これは森田自身が入院治療で行った不問技法で，患者の症状，訴えは不問に付し，生活世界への関わり方を一方では鋭く問い，その修正を迫っていくやり方である（北西，2012）。

これが可能となるのは，治療的な関係が強固に築かれている場合である。そして次第に不自然な生き方を修正することを通して，症状が軽快し，相互の関係を体験的に理解できるようになる。
　しかし自己形成が不十分な人たち，あるいは脆弱な自己愛の持ち主であれば，そのことは自分の訴えを取り上げてくれない，自分のつらさを理解してくれない，見捨てられた，などと感じてしまうこともあり得るだろう。そのような場合は，症状（主訴）を積極的に取り上げ，その過剰な生き方と結びつける介入法を必要とする（北西，2012）。
　いずれにせよ，治療者の問題意識は症状ではなく，それを作り出している過剰で不自然な生き方に向いている。そしてそれを患者と共有し，患者自身がうつ病を自分の生き方と結びつけて理解し，その修正に取り組めるように援助することが治療上のポイントとなる。
　Ｊさんのような過剰適応タイプのうつ病者の生き方の修正には，家族の具体的生活場面での協力が必要であろう。
　このような介入が相まってＪさんの治療は慢性化することなく終了し，新しい生き方への転換がなされたのである。それが再発の危険性を減らすのである。
　強迫的な生活のスタイルの破綻として理解できるうつ病者に，外来森田療法が有効であることが示された。

第12章

事例検討
──強迫性障害──
Case Study : Obsessive-Compulsive Disorder

I 事例提示

はじめに

　強迫性障害（以下 OCD）は，対人恐怖症（社会恐怖）と同様に森田療法の代表的な治療対象である。しかし，執拗に不安や症状の辛さを訴え，不安の排除に没頭する強迫者の治療は一般に困難を伴うものである。本章では，森田療法専門施設で外来森田療法を行った OCD の治療経過を紹介する。森田療法の専門施設の場合，あらかじめ森田療法を求めて訪れるケースも多いが，今回紹介する事例は一般外来の主治医の勧めで外来森田療法に導入されたものである。したがって，森田療法の予備知識はないものとして初回面接を行った。OCD の場合，症状に対する不合理感があるか否かは精神療法の適応を判断する上で重要であり，それは森田療法においても同様である。本事例は，自ら治療を求めており，症状に対する葛藤は認められた。

　面接の構造は，初回面接 45 分，その後の面接は 1 回 30 分で，日記療法も併用して行った。

1. 症　例
　症例Aさん：32歳（初診時）女性
　診断：強迫性障害
　主訴：汚れが気になり，長時間手洗いをしてしまう
　　AIDS恐怖（血液，唾液，体液などが気になり，長時間手洗いをしてしまう）

ガスの元栓や鍵がしまっているか気になり，何回も確認をしてしまう

現病歴：X-4年，約6年間勤務していた会社を退職する際の送別会でゲイバーに連れて行かれた後，AIDSになっていたらと不安になった。そのため，AIDS相談室に電話をしたが，心配ないと言われ不安は消褪した。約2カ月後，献血をした。X-2年に結婚し家事を自分でやるようになってから，他人や自分の唾液，血液などを汚いと感じるようになり，口をつけたものを触ると必ず手洗いをするようになった。徐々に，清潔へのこだわりが強くなり，以前のゲイバーの一件が思い出されて不安が強まったため，X-1年にAIDSの検査を受けることにした。結果は陰性であり多少ホッとしたものの，AIDSの知識をつけようとインターネットで調べたところ，余計に不安・恐怖心が増し，長時間の手洗いを繰り返すようになった。さらにガスの元栓，玄関や窓の鍵がきちんとしまっているかが気になり，何回も確認をしてしまうため，日常生活が困難となり，自ら精神神経科を受診。主治医より外来森田療法を勧められ，筆者の元に紹介をされた。

生活歴：3歳年上の兄と二人同胞。父親は不動産関係の自営業。母親も自営を手伝って忙しかったこともあり，幼少期はあまりかまわれずに寂しい思いをしたという。内向的，几帳面，神経質な性格であり，親の期待を裏切らない良い子だった。小学生の頃から成績は良く，私立の女子中学校に進学し，大学まで同じ学校で過ごした。高校時代は美術部に所属し，楽しい時期もあったが，常に自分を抑えて生活をしているところがあったという。大学時代は新しい友達もできて楽しかった。大学卒業後，一般企業に就職し，約6年間勤務をしたが，残業も多く体力的にきついと考え退職。その後友人の紹介で現在の夫と知り合い，X-2年に結婚。現在は夫との二人暮らしで，専業主婦の傍ら，実家の事務を手伝っている。

2. 治療経過

OCDの治療は，比較的長期に及ぶことが多い。Aさんの治療も，現在まで約3年が経過しているが，症状は治療の後半ではほぼ消失している。治療経過を3期に分けて記載する。

1）初回面接および治療導入

　大人しい印象のAさんは，症状に振り回される生活に疲れた様子であったが，これまでの経緯をきちんとメモにまとめて持参しており，生真面目さが窺われた。

　まず治療者は，今困っていることはどんなことか，また不安や症状がどのように経過し，どのような理由で受診に至ったのかを丹念に聴いていった。Aさんが気になることは大きく分けて三つであった。一つは，AIDSに関わるものであり，具体的には血液（生理も含む）が自分についたら，あるいは人につけたら感染するのではないかという不安。二つ目は口にするものが清潔かどうか気になるということ。三つ目はガスの元栓やカギがきちんとしまっているかどうかといった過失にまつわる不安であった。きっかけは，先に述べたように，連れて行かれたゲイバーで，ゲイの店員が味見で口をつけたカクテルを出され飲んでしまったことだという。検査も陰性であったことから，頭では大丈夫と思いながらも不安を払拭できず，「こんな自分が献血や結婚をするべきではなかった」と自身を責めると同時に，清潔なのか否か，自分の行動が確かなのかどうかを疑って，何回も手洗いや確認を繰り返してしまうと訴えた。そこで治療者は，AIDSに感染するあるいは感染させてしまうことの他に，どうなることが不安なのだろうかと問いかけた。Aさんは，AIDSではなくても，ばい菌が自分につく，あるいは相手につけてしまうこと，それによって相手に迷惑をかけてしまうこと，戸締りの不備によって泥棒に入られることが不安と語った。そして，汚れをすぐに洗わないとばい菌がどんどん拡がってしまうようで，放置できないとも語った。そこで治療者は，「AIDSに感染したら恐ろしいと思うのは自然なことですよね」とAさんの不安を誰もが抱く自然な感情として保証した。そして「AIDSに感染する，あるいは感染させてしまうのではないか，ばい菌などで相手に迷惑をかけてしまうのではないかと不安に思うのは，それだけ健康でありたい，相手を大切にしたいという気持ちがあるからではないでしょうか」と問いかけ，不安の背後には健康への欲求や迷惑をかけたくないという相手への配慮があることを伝えていった。さらに，献血も善意から行ったことであ

り，決して悪意があったわけではないこと，結婚して夫を大切にしたいと思ったからこそ，相手や結婚生活を脅かすことが起きたら……と不安に思うのであろうと，Aさんの真面目で誠実な姿勢を支えるように関わった。Aさんは，涙を流しながら治療者の言葉にうなづいていた。

　次いで治療者は，不安になると手洗いや確認を何回も繰り返すといったAさんの対処法に焦点をあて，「そうしたやり方で不安や気になることは解決しましたか」と問いかけた。すなわち，不安を取り除くための方法が，実際どのような結果に繋がっているのかを確かめるのである。Aさんは「汚れを取ろうとして手洗いを始めるが，きちんと汚れが落ちているのか不安になり，また洗いたくなる。ドアノブや窓の鍵も，確認して離れようとすると不安になり，何回も確認していると頭もぼーっとしてくるので，ますますちゃんと閉めたのかどうか自分の行動が信じられなくなってしまう」と訴えた。つまり，良かれと思ってやっている対処法は，不安の払拭に役立っていないことが明らかになったのである。そこで治療者は，「不安を取り除こうと，何回も手洗いや確認を繰り返しているようですが，不安はなくなるどころか，かえって強まっているということですね」「ちゃんとしなければと身構えて，逆に何でもないものが血液に見えたり，敏感になってしまっているのではないでしょうか」と，Aさんの努力が不安の消失ではなく，不安や過敏性をより強めている（悪循環）ことを明確化した。また，長時間の強迫行為により，肩こり・立ちくらみといった身体的な不調や疲労感が生じていることを取り上げながら，「一生懸命確認しても，結局不安は無くならないし，疲れや肩こりが残るだけでは報われないですよね」とその不毛さを伝えていった。Aさんは，「そうなんです。馬鹿馬鹿しいとはどこかで思っているんですが，万が一と思うと不安でやめられないんです」と語った。

　森田療法では，神経症の病理を「とらわれ」（悪循環）として理解し，不安は，「より良く生きたい」という生の欲望と表裏一体のものと考える。すなわち，「こうありたい」という欲求があるからこそ，「そうできなかったら」という不安が生じるのであり，不安は自然な感情であるにもかかわらず，神経症者はその過大な欲求ゆえに不安を排除しようと試み，ますます不

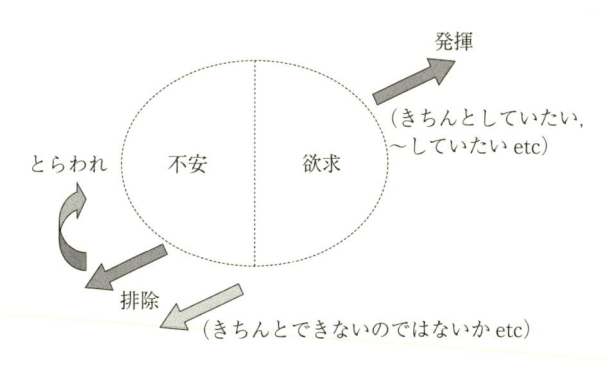

第12章　事例検討──強迫性障害　163

図12-1　病気の理解と治療目標

安を増大させ，神経症に発展させると理解する。Aさんの場合も，健康でありたい，安全な生活を送りたいという願望が非常に強いために，それが損なわれたら……という不安を抱いていた。こうした不安は自然な感情であるにもかかわらず，Aさんはその不確かさに耐えられず，「万全にしておかなければならない。そのためには不安材料は一切無くさなければならない」と考え，より一層不安にとらわれたと理解できる。

したがって初回面接では，症状そのものを聴き取ると同時に，「その時にどのような気持ちになるのだろうか」「どうなることを恐れているのだろう」「本当はどのような生活・自分を望んでいるのか」といった問いを重ねながら，症状の背後にある感情や，「こうありたい」という欲求を明らかにしていくことが重要である。これは，患者の本来の欲求を探る関わりであると同時に，患者がどのような感情を恐れ，それを回避・コントロールしようとしているかを理解する関わりでもある。その上で，患者なりの対処を具体的に問いかけ，不安を排除しようとする構えが「とらわれ」を生み出している事実を浮き彫りにしていくのである。

次いで，生活歴や家族歴の概略を確認し，以下のように治療導入を行った。図12-1は，筆者が外来での治療導入時によく用いるものである。先に述べたようなやり取りを踏まえ，図を用いながら症状の成り立ちや今後の目標を伝えていった。具体的には，患者の症状に照らし合わせて，不安と欲

求が表裏一体であることを示しつつ,「不安があっては,望んでいるような自分にはなれないと考え,何とか不安を取り除こうと手洗いや確認をしてきたのでしょう。しかし,不安を無くそうとすればするほど不安に注意が向いて,より一層それが強まったのではないでしょうか」と問いかけながら,悪循環を共有していく。

さらに,不安を避けることが,結果的に患者の望む生活（幸せな結婚生活）を遠ざけている事実を明確化する。もともとは,理想の自分に近づこうとするがために努力していたことが,実はまったく逆の結果をもたらしていた事実を強調することは,まさに患者にこれまでの空回り（悪循環）を実感させるとともに,治療のモチベーションを高めるために極めて重要である。その上で,この悪循環を打破するためには,まず不安を即座に排除せず,それと付き合ってみること,そして同時に,本来の欲求を活かすべく,できることから手探りをしていくことが目標であると明確にする。Aさんには,どんな小さなことでも構わないので,できることから必要な家事,やりたいことに手を出してみるよう伝え,そこでの体験や取り組み方について面接で話し合っていこうと提案した。さらに,日記療法も併用して治療を進めることとした。外来治療においては,日々の経験の共有,また患者が自らの在り方を振り返る意味で,日記療法は有効と思われる。

患者にとって,これまで必死に排除しようとしてきた不安と付き合うことはたやすいことではない。とりわけ,強迫行為を繰り返していたOCDの場合,それは困難を伴うものである。それだけに,不安は欲求の裏返しであること,またこれまでの対処が逆に自らを苦しめる方向に作用していたという事実を強調し,しっかり共有することが,治療導入の要と言えるだろう。

2）治療前期（初回面接から約4カ月まで）

面接は,2週間に1回,30分とし,日記療法を併用した。薬物療法は,患者が子どもを希望していたこともあり,抗不安薬を頓用で使用した。

治療初期では症状をめぐる話が中心となりやすい。Aさんの場合も,手洗いや確認をどうしても切り上げられず,苦しいと訴えた。このように,治

療初期に患者が不安に圧倒されてしまう場合には，治療者が具体的な不安との付き合い方を呈示することも必要となる。筆者が日常臨床で患者に伝えているポイントは以下の通りである。①一拍置くこと，②時間を物差しにする，③分けること［想像上の不安と現実の不安，できることとできないことを分け，「もしも～」の不安（想像上の不安）はとりあえず脇に置く］，④疑いながら進んでみる（曖昧な自分を拠り所にする）（久保田，2002；2005）。これらは，患者が不安に陥った時に共通して心がける姿勢であり，次の行動に移るためのきっかけと言える。つまり，万全な状態にしてから動くのでなく，気持ちが悪いままに動いてみることによって感情が後から変化することを体験的に理解してもらうための身のこなし方なのである。

また，不安と付き合う姿勢を促す際には喩え話も有用である。具体的には，「急な夕立にあった時にどうするか」などのように，おそらく体験したことがあるであろう日常の出来事に照らし合わせながら，患者にその時の振る舞いを問うのである。急な夕立が不快なのは事実だが，雨を止ますことはできないのであり，そこでできることを探っているはずと伝え，不安も同様であると繋げていくのである。

このように治療初期では，気になること自体は仕方がないが，そこでどうするかは自分の責任でできることとして，不安との付き合い方，振る舞い方を具体的に扱っていく。

Ａさんも，日々の家事において，「もしも～」の不安はとりあえず先送りし，また手洗いや確認も "7割主義" という治療者の言葉を支えに，何とか切り上げようと試み始めた。しかし思うようにならない中で「苦しかったので，自分のやり方をメモに書いてみた（他の行動に意識を向ける，気にならないような手を打つ……）」と自らを振り返り，「気になりそうなことに慎重になる姿勢が，かえって身構えることになっていたと気づいた」と語った。治療者は，「苦しい思いをしたからこその気づき」と評価し，「確かに不安なままに行動することは苦しいが，目前の不安を避けてずっと症状に苦しむのと，不安と付き合う先に未来（希望）が見えるのとでは大きな違い」などと伝え，Ａさんの取り組みを支えていった。

その後，Aさんは後回しにしていた台所の片付けに手を出し，「始めは不快感があったが，何日か経つと消えていくのでこんなふうにやればよいのかと思った。目的を考えたら動きやすくなった」と感情が時間と共に流れていく事実を体験すると共に，気分ではなく，目的に目を向けることで動きやすくなることを体験した。こうした経験から得た患者の実感や達成感を，治療者は大いに評価し，次の行動へのモチベーションへと繋げていった。
　また，強迫行為に執着し，自分を痛めつけていることに気づかない患者に対し，身体の感覚に焦点をあてることも重要である。Aさんは「考えすぎて疲れてしまう。肩こりがひどく，夜も眠りが浅い」と訴えた。症状にまつわる不安は，取り除くべきものとして優先されるため，なかなか自我違和化されにくい。それゆえ，身体の負担や痛みに焦点をあて，その自覚を促すことは，いかに無理な試みをしているかに患者自身が気づく契機にもなるだろう。「もう少し自分を大切にしてあげましょう」という治療者の言葉に対し，Aさんはうなづきながら「いつもとことんやってしまう。身構えているから力も入ってしまっているのだと思う」と語り，身体のサインを拠り所にして強迫行為の簡略化を図り始めた。
　治療前期は，強迫行為で身動きが取れない患者に対し，今の対処が苦しみからの脱出に繋がらないことをさまざまな形で伝え，不安と少しでも付き合う手探りを支えることがポイントとなる。OCDの場合，特にこの治療前期に時間を要することが多いが，強迫行為からの脱却のために極めて重要な段階と言えるだろう。

3）治療中期（5カ月〜12カ月）

　症状や不安と少しずつ付き合えるようになり，行動の幅が拡がってくると，徐々に患者の生活への関わり方や対人関係の持ち方が見えてくる。実際，患者から日常生活の悩みや葛藤が語られることも少なくない。Aさんの場合，症状と共に，両親との葛藤や夫婦関係の問題が語られるようになった。仕事の手伝いで実家に行けば，父と兄とのいさかいを仲裁し，母親の愚痴も聞かざるをえない毎日が負担であり，「これほどまでに人に迷惑をかけ

てはいけない，嫌な思いをさせてはいけない，と思うのは，自分が人に嫌な思いをさせられたことを根に持っているからだと気づいた」と話した。そして幼少期から母親の愚痴を聞かされるばかりで，自分の気持ちを受けとめてもらえなかったこと，寂しさも含め自分の感情は抑え込み，周りが望むような自分を作ってきたことなどを訴えた。また自分の趣味にばかり没頭する夫に対しても「結局我慢するばかりで，これまでと同じ繰り返しだった」と語り，「思春期から感じていた親に対する気持ちを整理しなければ，自分は治らないし，救われないと思う」と号泣したのである。

　治療者は，Aさんの報われない辛さに共感を示しつつ，その中で何とか生き抜いてきた努力を評価し，これからどのような人生を送りたいのかを問いかけ，周囲だけでなく自分自身を大切にしていこうと励ました。そしてそれは，強迫行為で自分を痛めつけている今の在り方からの脱出にも繋がると付け加えた。また，期待通りの反応が返ってこない両親に落胆し，「わかってもらえない」と訴えるAさんに対し，「わかってもらいたい気持ちはよくわかるが，実際，親や夫を思い通りに変えることはできるだろうか」と問いかけ，「相手に自分の思いを伝え，話し合うことは必要だが，相手がそれでどうするかはわからないことでは」「自分の生活を楽しむためにできることは何だろうか」などと投げかけた。ここで伝えたことは，森田が「自然に服従し，境遇に柔順なれ」(1936a／1975)，「事実唯真」(1936a／1975)と述べた姿勢に繋がるものである。すなわち"できることとできないこと"を分け，すぐに変えられない事実は認め（不可能な努力はあきらめ），自分の願望に少しでも近づくためにできることを具体的に探るよう促したのである。

　「"生き抜いてきた"という治療者の言葉に救われた」と語ったAさんは，少しでも自分の身体や欲求を大切にしようと，休息を取る工夫を試みたり，好きな絵を見るために美術館に出かけるようになった。また，これまで避けていた旅行に出かけ，不安に陥った際にも「流していかないと，せっかくの旅行が楽しめない」と強迫行為を保留にし，結果的に楽しめた経験を得たのである。この頃の日記に，「気になることがあると，自分の中で黄色い信号が点灯してしまう。なんら気にならない青信号の状態と同じようには振る舞え

ないが，黄色い信号が点滅しているのは注意して進めということ。赤信号ではないのだから確認はしないと考えたら，そのまま眠ることができた」と記載した。このように自分にふさわしい喩えをＡさん自身が見つけたということは，常に日常体験に照らしながら"事実を受け止め，そこでの振る舞い方を問う"治療者の姿勢をＡさんが取り入れ始めたことを示すものであり，理屈ではなく自らの実感を頼りに行動しようとする新たな姿勢と言えるだろう。

　実家では，相変わらず家族間のもめごとは多かったが，これまでのように動揺せず，冷静に対応することができるようになり，生活全般においても「以前に比べ，過ごしやすくなった」と報告した。

　このように生活の幅が拡がってくると，症状の背後にある葛藤が浮上してくる。その多くは「～でなければならない」「～であって当然」と高い理想を掲げ，現実とのギャップを受け入れられないために生じる不満やジレンマと言える。Ａさんの場合も，期待通りに対応してくれない両親や夫に不満を抱き，不快感や相手そのものを思い通りにコントロールしようとしていた。これはまさに，症状や不安に対する態度と同様であり，患者の強迫的なスタイルと言える。したがって治療の中期後半からは，こうした患者自身の不適応的な関わり方に焦点をあて，その修正を試みていく。具体的には「何とかしたい」という気持ちをくみ取りながら，全てを期待通りにすることは難しいという事実を伝え，すぐに変えられない現実を受けとめながら，そこでできることを探るよう促していくのである。こうした「できることとできないこと」を問う関わりは一貫して行うものであるが，行動の拡がりと共に患者が行き詰まりを感じた時に，その問題に即して具体的に問いかけることがポイントであり，その作業を根気強く繰り返していく。こうして，「万全にしてから……」ではなく，不可能な努力を一旦諦めることによって日々の生活が少しずつ楽になる感覚が培われていくのである。

4) 治療後期（13カ月〜現在）

　治療中期では，症状にまつわる不安や思うようにならない現実に対し，「〜のせい」と考え，葛藤的になる姿が中心となるが，治療後期になると，

自らの構えが問題なのではないかと徐々に振り返るようになる。したがって治療後期では，こうした強迫的なスタイル，すなわち完全を求めすぎるがゆえに不完全な事態に陥るパターンにより焦点をあて，患者自身の不適応的な関わり方の修正を図ることが中心的テーマとなる。

　Aさんの場合も，突然起こった腰痛や疲労という身体感覚の自覚が，あれもこれもと欲張りすぎる過剰な完璧主義をより実感する契機になった。また趣味で始めた油絵の習いごとでは，先生のアドバイスを忠実に守ろうと細部にこだわり，何を描きたいのかといった全体が見えていないことに気づいたと述べ，体験を通して自分自身への気づきを深めていった。

　こうした自己の在り方や，どのような生活を求めているのかを問いかける介入は，結局のところ，いかに生きるかという自己実現を促す関わりであり，生き方を扱うことと言える。

　Aさんも，なかなか子どもができない中で将来のことを考え，手伝っている両親の仕事に関連する資格の取得を決心した。試験まで時間がない中で始めた勉強であったが，完全に覚えようとするあまり枝葉末節にこだわって効率が悪かったり，短時間で判断して答えることができないといった問題に直面した。治療者が「大事なところとそうでないところを分けるという課題は同じですね」と伝えたところ，Aさんは深く頷きながら「これを直さないと受からないと思う」と答えた。その後無事に合格を果たしたAさんは，「過去問はうろ覚えの知識で解くしかなかった。覚えてから解きたいと思っても，膨大過ぎたし，やってみないと逆にどこがわかっていないのかもわからなかった。いろいろ理屈をつけても，解答がこうだと言われるとそれを受け入れるしかない。日常生活も同じだと思った。自分は嫌でも世の中はそれで通っているし，受け入れがたい事でもそれは仕方がない事実として受け入れるしかないと思った」「試験の前日に，睡眠不足の方が良くないと考え諦めて寝たのも良かった。捨ててみて上手くいったのは初めて。昔，仕事の時にもとことんやって身体を壊した。諦めることができるようになってきた」と語ったのである。こうして徐々に不快な感情をそのまま受けとめるようになったAさんは，夫との関係でも二人の将来について話し合うようになり，

夫婦揃って不妊治療に通い始めた。

　その後の面接でAさんは「以前はどこにいても居場所がなかった。最近はここにいていい，本当に生きているという感じがする。日の光が心地良いというか……頭ではなく，いろいろなことを感じている実感がある。これまでロボットになろうとしていたのかもしれない。親のことも客観視している。以前はこうしてくれなかったということばかり考えていたが，自分みたいな敏感な子は，専門家でも育て辛かっただろうなあと思う」としみじみ語った。

　現在も治療は継続中であるが，面接の頻度は2～3カ月に1回，症状は生活に支障がない状態に軽快している。面接の話題は，もっぱら日々の生活の中で，また将来に向けて，どのように生きていくかといったテーマが中心となっている。

　このように治療の後半では，治療者は患者が語る生活や他者への関わり方に注意を払い，そこに共通して認められる態度を扱いながら，どこに完全欲を活かすのかを問いつづけ，患者のより良い生き方の模索を支えていくのである。

まとめ

　OCDの治療について症例を挙げて見立てと関わりのポイントを示した。OCDは観念的に自己や他者をコントロールしようとする構えが強いだけに，患者自身が行き詰まりを実感したタイミングを外さずに扱うことがポイントであり，また一つ一つの体験が実感へと根付いていくプロセスに根気強く付き合う必要がある。事実をありのまま認め，不可能な努力を諦めることは，単なる諦めではなく，新たな手ごたえや喜びを知る契機となる。OCDの治療では，不毛さと希望といった二つの感覚を常に伝えながら，とらわれざるを得ない患者の欲求を原動力に，エネルギーの方向転換を図っていくのである。

II 解 題

1. 事例の理解と治療の方針をめぐって

　今までの事例検討（第10章　パニック障害，第11章　うつ病）は，精神科クリニックの保険診療での外来森田療法である。本章は森田療法専門施設での強迫性障害の外来森田療法である。

　強迫性障害の訴えは執拗で，頑固な人が多く，その対処に困っている臨床家は多いのではないだろうか。強迫的という言葉がしばしば臨床場面で用いられるが，それらは治療が難しい，対応が難しいと含意があるようにも思われる。私もそのような事例に難渋することはしばしばある。

　そのようなことで悩んでいる臨床家にこの事例の見立てと介入は役に立つものと思われる。

　久保田は，強迫性障害の治療に優れた手腕を持つ臨床心理士である。

　初回面接（治療の導入）では，Aさんの恐怖を自然なものであり，それは彼女の他者への配慮や健康でありたいという生きる欲求の裏返しであると共感的に読み替える作業から始めている。

　そして治療者は，恐怖を何とかしようとすればするほど悪循環に陥っていくさまを，そのしんどさを伝えながら，面接の中で浮き彫りにしていく。その上で悪循環や不安を排除しようとする構え（「べき」思考）への自覚を促しながら，他方で自然な感情や生きる欲望にAさんの注意を喚起し，それを明らかにしようとする。

　強迫的な人たちは，対人不信や不全感を抱えている人たちである。Aさんの体験に沿って問題を悪循環の視点から整理し，本来の欲求（生の欲望）に注目しながら，それが空回りしている事態であると治療者が共感的に伝えたことが，Aさんにとって「理解された」という感覚をもたらした。

　このことが，Aさんの治療への動機付けを確固たるものとし，治療者の提案（恐怖を恐怖しそれを何とかしようとすることから，恐怖を持ちながら直接生活世界へと踏み出してみること）の受け入れを可能とした。ここでの久保田の面接は，森田療法の原則をしっかり押えており，具体的で見事である。

初回面接（治療導入）については，第4章〈「とらわれ」と「あるがまま」〉，第5章〈治療の実践――初回面接：問題の読み直しと治療導入〉を参照してもらえると理解が深まると思う。

2. 治療の介入をめぐって
1）治療前期について

ここで森田療法の強迫性障害に対する①～④の治療の原則が示されている。これは強迫的な人たちにもいえる有効な治療の原則であろう。

④の疑いながら進んでみる（曖昧な自分を拠り所にする）ことは強迫性障害や強迫的な人たちにとってもっとも苦手とすることである。これができないから，自己と他者と世界を操作し，安全，安心を保とうとするのである。

これを可能とするには，1）治療者がAさんと生活世界の間に緩衝の役割を取り，Aさんを支えていくこと，2）生の欲望をAさんと共に発見し，それを生活世界で発揮するように援助すること，3）具体的な生活世界への関わり方への助言（行動処方）などである。

久保田も述べるように，不安とつきあい，それを持ちながら行動への踏み出しを促進するために，喩え話は有用である。森田学派が使う喩え話は，自然と人間の関係に関することが多い。その喩え話の枠組みは，「自然に服従し，境遇に柔順なれ」（森田，1936a／1975），ということになろう。それは，1）人間のできることの限界への自覚の促し（すべてを思い通りにすることはできない），2）自然と調和，同調すること（感情と戦うのでなく，感情や自然な世界の変化をありのままに感じていくことなど），3）自己がおかれている状況への自在な行動，対処などの自覚の促しを目的として使っていく。

自然な身体感覚への注目も重要な介入方法であろう。強迫的な人たちは，しばしば身体感覚を等閑視するからである（北西，2012）。これは頭でっかちな生き方の警告とも，自分（現実のありのままの自己）を大切にしていないことともいえる。それをサインに，強迫的にもっと，もっとと追い込む自己のあり方に気づくこと，その修正を図ることが強迫行為の簡略化に役に立つと共に，その生き方の転換へと結びつくものである。

2) 治療中期から後期まで

　恐怖に圧倒されていた患者が生活世界に深く関わってくる時期に，しばしば家族との葛藤が表面化する。その葛藤の扱い方も外来森田療法では重要となる。家族との葛藤，あるいは家族との関わり方が，Ａさんを縛っていた「べき」思考のもととなり，今まで受け身で，自己を抑えてその時々の状況に合わせてきた生き方とも関連するからである。

　久保田の家族葛藤の対応は，しっかりとツボを押さえており，森田療法の原則に沿ったものである（北西，2012）。今までのしんどい生き方に共感を示しながら（"生き抜いてきた"と伝えている），他方では，他者，世界は思い通りにできないことへの自覚を促していった。それと対となり，○○したいこと（生きる欲望）を照り返し，それを現実の行動に結びつけることを援助していった。

　つまり家族への葛藤を扱わないで，扱ったのである。そのこと自体が，Ａさんの「べき」思考をゆるめ，恐怖，葛藤の受け入れを可能とすると共に，Ａさんの生の欲望の発揮を促進していったのである。それが治療の後期に見られたように，生活世界への関わりの中で自らの完全主義（「べき」思考）の気づきと修正を容易にした。

　このような介入を通して，Ａさんは自分を縛っていた「べき」思考（過大な欲望）をあきらめ，彼女の自然な感じ方，生き方への転換をすることが可能になった。

　これが森田療法の「あるがまま」（ここでは，「自然に服従し，境遇に柔順なれ」，「事実唯真」として述べられている）である。自己の感情と他者と世界を自分の思い通りに操作することはできないとあきらめ，受け入れたときに，それと連動して自然なその人本来のあり方，生きる欲望が実感できるようになる。Ａさんがいみじくも治療者に伝えたように「本当に生きている感じがする」という経験でもある。怖いものは怖い，どうすることもできないとあきらめ，受け入れることが，同時に本来の生きる欲望をありのままに感じ，発揮することである。これが死の恐怖と生の欲望のダイナミックな関係であり，あるがままとはこのような事態を指す。

第13章
外来森田療法のガイドライン
Guidelines for Practicing Outpatient Morita Therapy

I 外来森田療法のガイドラインとその位置づけ

はじめに

　森田療法の基本形は入院療法であるが，最近では精神科クリニックの外来や職場・学生相談などにおいて，通院（通所）形式で森田療法を実施する施設が増加している。そこで日本森田療法学会では2009年に「外来森田療法のガイドライン（以下，ガイドライン）」（中村・他，2009b）を策定した。これは森田療法に携わる医師や心理療法士を対象に実施したアンケート調査に基づいて作成されたものであり，コンセンサス・ガイドラインの性格を有している。ここではその要点を紹介することにしたい。

1．治療導入

　外来森田療法への導入に当たっては，患者を治療へ動機づけるとともに，症状を悪循環的に増強させるような心理機制を明らかにして，治療の目標を設定することが課題になる。通常は初回もしくは2回目までの面接において実施される。

1）症状の理解

　患者の症状を具体的に尋ねることが，面接の出発点になる。その際，神経症症状の根源にある不安や恐れは，よりよく生きたいという人間本来の欲望（生の欲望）と表裏の関係にあることに理解を導くのである。たとえば社交恐怖の人たちが抱く「他人から悪く思われるのではないか」という不安の裏

には「人からよく思われたい，認められたい」という欲望があり，心気障害の人の「深刻な病気に罹っているのではないか」という懸念の裏には「健康でありたい」という欲望が存在する。このように不安や恐れとその裏にある欲望は，どちらも自然な人間心理の両面に他ならない。にもかかわらず，神経症の人々は，これらの不安や恐れを異常なもの，あってはならないものと考え，それらを排除しようと努める結果，かえって不安や恐れが増して，症状にとらわれていくのである。こうした点に患者の理解を導くには，図などを用いて治療者が患者に説明を行うといった直接的方法と，問いを重ねることで，患者自らが症状の根本にある感情や，その裏にある欲望に気づいていくよう促す間接的方法がある。

2) とらわれ（悪循環）の機制を示す

　とらわれの機制とは，森田療法理論の基本に位置づけられる神経症の発症機制であり，「精神交互作用」と「思想の矛盾」が主たるものである。たとえばパニック障害の患者は，軽度の心悸亢進をきっかけに，注意と感覚が悪循環的に増強して症状を発展させる（精神交互作用）。また赤面恐怖（社交恐怖）の患者は，何かの折りに人前で恥ずかしく感じ顔が赤らむといった当たり前の感情や生理的反応を「ふがいない」「もっと堂々としていなければならない」と考え，恥ずかしがらないように努める結果，かえって自己の羞恥や赤面にとらわれるのである（思想の矛盾）。

　とらわれの機制は，治療過程において繰り返し明らかにされる必要があるが，治療導入の時点では，患者がこれまで症状から逃れようとしたり，症状をやりくりしようとしてきた努力（はからい）が，かえって症状を増強させている事態を簡潔に指摘すればよい。たとえば強迫観念を有する患者に，考えを打ち消そうとすればするほど，いっそうその考えが増強する事実を示すのである。とらわれ（悪循環）を明確にすることは，「自分の性格に弱さがあるから」「自分がだめだから」と悩み，無力感にさいなまれている患者に，不安や恐怖への関わり合い方が問題であると伝えることでもある。つまり問題は「弱さ」や「だめだから」ではなく，とらわれゆえであり，悪循環を打

破すれば問題は解決できるのだ，という希望を与えるものである。

3）「あるがまま」の態度を説明し，治療目標を定める

症状に対するはからいが，とらわれをもたらすことを明らかにしたなら，次にはとらわれから脱するため，症状に対してこれまでとは異なる態度が求められることを伝える。それがすなわち「あるがまま」の態度である。「あるがまま」とは，第一に，症状や不安をやりくりしようとせず，そのままにしておく姿勢を意味する。「症状と闘わないこと」「それとつきあってみること」など，いままでの患者のやり方とは全く違った対処の仕方を助言するのである。第二には，症状や不安の裏にある生の欲望を，実生活において建設的な行動の形で発揮していくという，より積極的な意味があることも伝えるのである。最終的には，自己をよりよく生かしていくということが治療の目標に定められる。

2. 治療の基本的要素

ガイドラインでは外来森田療法の基本的構成要素として，「感情の自覚と受容を促す」「生の欲望を発見し賦活する」「悪循環を明確にする」「建設的な行動を指導する」「行動や生活のパターンを見直す」の五つが挙げられている。

1）感情の自覚と受容を促す

先にも述べたように多様な神経症症状の根底には不安や恐れの感情が存在する。しかも，患者はこうした不安や恐れのような不快な感情に過敏に反応し，それらを除去するために努め，あるいは必要な行動も回避することによってこうした感情に直面しないように腐心しているのである。不安や恐怖の他にも，患者によってさまざまな感情が体験されている。社交恐怖の人々の抱く羞恥や怯えの感情，あるいは強迫性障害の人々にしばしば見られる苛立ちや怒りの感情などである。彼（彼女）らが自己の感情を受容するには，まずそうした感情に気づかなくてはならない。そこで治療者は「そのときど

のように感じていたのですか？」「どんな気持ちだったのですか？」といった質問を繰り返すことによって，感情の自覚を促すのである。さらに患者には，自己の感情の流れをしっかりと見つめるよう助言していく。パニック発作を例に挙げれば，DSM-Ⅳ-TR（2000）の基準には10分以内に頂点に達するということが明記されている。頂点を過ぎれば，徐々に不安は鎮まっていくのである。このように「感情はこれをそのままに放任すれば，時を経るに従って自然に消失する」という「感情の法則」に患者が体験的に気づくことができれば，はからわずにそのままにおくこともできるようになっていくのである。

　ただし，患者の不安に伴う苦痛や不快は相当の程度だということは理解しておかなくてはならない。患者が，そのような苦痛を伴う感情を抱えることができるためには，治療者が共感を持って接することがなくてはならない。

2）生の欲望を発見し賦活する

　患者の不安や症状の裏にある健康な欲望を照らし出し，現実に水路づけることは，森田療法の根幹だといっても過言ではない。そのような生の欲望は不安を伴う行動に患者が踏み込む原動力に他ならないからである。入院森田療法では，臥褥のような直接的，身体的体験が生の欲望を賦活するのだが，外来治療においては，治療者との対話の中から患者が自らの欲望を自覚することが主な手立てになる。

　ところで治療導入期には，患者の症状を手がかりに，その裏にある欲望に言及することが課題であった。けれども治療を本格的に展開する時期には，症状に関連した欲望ばかりでなく，患者の日々の生活に内在する健康な欲望を幅広く見出していくことが鍵になる。そしてそれらの欲望を建設的な行動に発揮し生活を充実させることを目指すのである。

　治療者は機を見て「どうなりたいのですか」「治ったらどのような生活を求めているのでしょうか」といった直接の質問を患者に投げかけるとよい。直ちに答えが得られなくとも，そのような質問が患者の自問自答を促す契機になることがある。また，患者の生活の実際を詳しく聞き，何に関心を寄せ

ているのかを話題にすることが，患者の欲望の発見に繋がることも多い。患者が自らの欲望を言葉にすることによって，漠然とした願いから具体的な形，イメージが手繰り寄せられていくのである。それと同時に治療者は，患者によって語られる希求に対して，性急な価値判断や批評を加えず，自然な欲望として承認する姿勢が求められる。そのような治療者の関わりが，患者の生の欲望を賦活することになるからである。

3) 悪循環を明確にする

先にも触れたように，森田療法では神経症症状の発展機制として，とらわれ（悪循環）に着目する。こうした悪循環機制を明確にするには，症状出現時の患者の体験に焦点を当てることが有効である。精神交互作用を明示するには，症状出現時の体験を話題にして，「そのとき注意はどこに向かっていましたか？」といった質問を向けるとよい。こうした問いを通して，たとえばパニック発作のさなかに注意が心臓部分に狭窄していたことが想起されるのである。また思想の矛盾を明るみに出すには，「症状が出た時，どんなことを考えていましたか？」といった問いを投げかけ，「もっと堂々としていなければならない」といった「かくあるべき」の考えに拘泥していたことに自覚を促すのである。また時には，治療者の面前でシミュレーションを行うことも効果的である。たとえば人前での書字困難を苦にするふるえ恐怖の患者には，治療者の前で氏名などを書いてもらう。大抵治療者の面前では，ふだんの人前状況よりふるえが目立たないものである。そこから，人前で生じる「ふるえたらみっともない」「ふるえないように努めよう」といった意識が，かえってふるえを助長するというパラドックスを，今ここで明らかにすることができるのである。

4) 建設的な行動を指導する

以上のような悪循環を明確にした上で，治療者は患者の生の欲望を建設的な行動に結び付けるよう促していく。患者は大抵，症状が改善した後に行動に踏み出そうと考えているが，治療者は，不安や症状を抱えたまま，今でき

ることから実行していくよう導くのである。

　森田療法においては，治療者が患者に行動を指示するのではなく，患者自らが，あるいは患者と治療者が相談して具体的な行動課題を見出すことが原則である。ただし，ある程度は行動の選択について治療者の助言が必要になる。よく森田療法では「気分は気分として，なすべきことをなす」よう指導される。そして行動に際しては，目的本位の姿勢を指導する。たとえばパニック障害の患者が洋服を買いに行くとする。患者はたいがい，外出中に症状が出たか，不安を感じたか否かを判断の基準にするものである。このような「症状本位」「気分本位」のあり方から脱し，本来の目的が果たされたか否か，この場合であれば目的の洋服を手に入れることができたか，しかもなるべく安価でよい品を購入できたかどうかを評価の基準にするよう指導するということである。行動の内容については，症状に関連したものに絞る必要はない。生活を充実させるには，生の欲望にしたがって，広く多様な行動に踏み出していくことである。「～したい」と感じることを，実行するよう奨励することも大切である。また大きな目標よりも，今日実行可能な小さな目標を立てることも指導のポイントである。大きな目標は完全欲が妨げになってなかなか着手できないものだが，小さな目標，ささやかな行動が次の行動の呼び水になり，結果として活動的な生活態度が醸成されることも多いのである。さらに行動に当たっては，次のこと，次のことと手早く動くよう助言していくことも森田療法の特徴的な指導である。このように活動的で外向的な生活を実践していくことから，おのずと注意は自己の症状から外界へと転換し，意識が開かれていくことになるのである。

　神経症のタイプによっては，さらに具体的な行動指導が必要になる場合がある。たとえば社交恐怖の患者には，話し上手より聞き上手を心がけることを，また強迫行為の顕著な患者には，時間を目安に次の行動に移るよう指導するなどのことである。

　治療者は行動を促すと共に，患者が実行した事柄には，「やりましたね」「大きな進歩です」などと共感をもって肯定することが重要である。患者はほめられたこと，認められたことの経験が少ない人たちであるだけに，こう

した関わりは，患者のさらなる行動を勢いづけていくものである。このような対応を重ねることによって，面接の話題が症状のことから患者の生活の広がりに自然に移っていくようであれば，それは治療の進展を意味するものである。

5）行動や生活のパターンを見直す

患者が行動を拡げようとするとき，元来の「かくあるべし」の姿勢もまた明るみに上ってくることが多い。たとえば社交恐怖の患者が人前でのスピーチに臨む際に，「緊張せず，なめらかに話さなくてはならない」といったことに拘泥するように，である。また，自分ばかりでなく，他者に対しても「かくあるべし」を求め，思うようにならない他者の態度に苛立つ患者もしばしば見受けられる。このようなパターンを具体的に指摘し，「かくあるべし」から脱して「かくある事実にしたがって臨機応変に対処する」よう助言していくのである。先の例であれば，人前で緊張するという事実を受け入れ，その上で伝えたいことが伝わるようあらかじめしっかり準備し，わかりやすく伝えるような工夫を凝らすといった具体的対処が大切なのである。また後者の例では，「他人は自分とはまた違った感じ方，考え方をする」という事実を認め，相手との積極的なコミュニケーションを図り，折り合える点を探す努力を続けることが必要になる。こうした助言は，患者の生活のさまざまな側面において，きめ細やかになされなくてはならない。個々の行動に現れる神経症的パターンを見直すことは，結局のところ患者の生き方を問い直すという課題に立ち至る。たとえば神経症の患者には，症状が顕在化する以前から過度の完全主義や「全か無か」といった強迫的スタイルのために，関与する領域が狭小化していたり，予測の難しい状況や行動を回避するといったスタイルが見られることが少なくない。あるいは「人によく思われたい」一心から，相手の期待に合わせて振る舞うことにのみ目を奪われ，自分は本当に何がしたいのかを忘却している人もいる。こうした患者の生き方を取り上げ，もっとありのままの自分を認め，その人らしい生き方が実現できるよう援助することが，治療後半の課題になる。こうした作業は，最終的に

は神経質性格の陶冶に帰着するのである

3. 治療の評価
　森田療法の治療効果を評価するには以下の点を総合的に考慮すべきである。

1）症状とそれに伴う苦痛の軽快
　森田療法では患者が症状を除去せんとする努力をやめ，本来の生活に取り組んでいくことが根本である。とはいえそれは症状の変化を治療上，度外視するということではない。むしろそのような患者の方向転換が果たされたとき，結果として症状と苦痛はおのずと軽快に向かうのである。症状とそれに伴う苦痛が軽減していることが回復の必要条件であることは，森田療法でも例外ではない。

2）生活・行動の変化
　しかし，森田療法の効果を判断するには，症状の軽快に加えて，患者の生活・行動が建設的な方向に変化していることが重要である。生の欲望が現実に発揮され，注意や関心が外界に広がっているかどうか，生活に没入し，やるべきことがなされているかどうか，行動に際しては目的本位の態度が身についているかどうか，そして生活が充実し適応レベルが向上しているかどうかを患者と共に判定するのである。

3）自己の受容と洞察
　さらに患者が自分自身のあり方を自覚し，あるがままの自己を受け入れられるようになったのであれば，改善の十分条件を満たしたといえる。かくあるべき自己と現実の自己との落差に拘泥するのではなく，自然体で自分らしく生きることができるようになったとき，本当の意味で神経症からの脱却がなされたといえるのである。このような変化については，患者の自己評価が判断の根拠になる。

4. 森田療法と認知行動療法の異同について

森田療法は，いくつかの点で認知行動療法（cognitive-behavioral therapy：以下 CBT）との類似が指摘されている。森田療法，CBT とも，精神分析のように患者の過去に遡って病因を探ることよりも，現在の患者の在り方，すなわち自己自身や世界に対する関わり方に焦点を合わせる。またどちらの療法も心理的悪循環を発症機制として重視し，行動を通じて認知の変化をもたらすことを企図する。

けれども CBT と森田療法では，次に挙げるような相違がある（中村，2007；2010）。第一に，CBT 理論が示しているのは認知・感情・行動という心理学的要素間の悪循環であり，人格主体の関与を想定しない自動的，情報処理的なプロセスである。他方森田療法では「思想の矛盾」，すなわち自己の不安を排除しようとする姿勢（はからい）がさらなる悪循環を助長することに着目した。それは，よりよく生きたいという強い欲望に駆られて自己が自己の感情と抗争する結果，自縄自縛に陥るという能動的な悪循環モデルである。このモデルでは生の欲望の概念が鍵になる。生の欲望は悪循環を駆動する力であると共に，ひとたび方向転換がなされたなら，自己を現実に生かしていく原動力にもなり得るという点で，両義的な概念なのである。第二に，CBT では「誤った認知」を修正することによって，不安を適度なレベルに制御することを目指すのであり，不安コントロールモデルということができる。他方，森田療法では不安や恐怖は本来自然な感情として理解される。そこで不安を排除しようとする姿勢から，自然にしたがってこれらの感情をそのままにおく態度へと転換を図るのである。それは不安受容モデルと呼ぶべきものである。第三に，CBT では通常，症状に関連した回避行動に焦点がおかれる。そして不安を惹起するような対象や状況に，不安階層表などを用いて段階的に曝露していくことが行動的アプローチの要となる。だが森田療法の場合，患者に期待される行動は症状に関連したものに限定されない。むしろ症状から脱焦点化を図り，患者が自己の生の欲望にしたがって生活全体を充実させていくよう方向づけるのである。第四に，CBT では症状の改善が主たる目標とされる。森田療法の場合，症状の改善は回復の必要条

件であるが，それにとどまらず，患者がとらわれから脱し，あるがままの自己を現実に生かすことが最終的な目標におかれる。この点で，森田療法は患者個々人の生き方を問う療法だということができる。第五は，認知の修正方法についての相違である。Beck は，認知療法においては患者と治療者があたかも科学者のチームのようにして，患者の認知の妥当性を合理的に検証していくことを説いている。一方森田療法では，認知内容の置き換えを図ることより，患者の体験によって自然にもたらされた認知を治療者が跡付け，強化するというボトムアップ式の方法を重視する。たとえば森田療法では身を動かして作業すること，またそれによって得られる身体感覚や直観が，新しい認知の土台になる。それは，誤った認知 vs 正しい認知という構図のメタ次元で変化が生じることを意味しているのである。

まとめ

以上，外来森田療法のガイドラインに沿って，治療導入のポイント，治療の基本的要素，および治療効果を評価する際の基準について解説した。見てきたようにガイドラインでは，外来森田療法の基本的要素として「感情の自覚と受容を促す」「生の欲望を見出し賦活する」「悪循環を明確にする」「建設的行動を指導する」「行動や生活のパターンを見直す」という五つが挙げられている。但し，実際の治療はここに示した順序で一方向的に進められるわけではない。これらの要素をどのような流れで実施するかについては，対象の病理や治療構造，治療者の特性によってさまざまなバリエーションがあり得るのである。治療者には，患者の治療的変化のプロセスに注意を払い，どの課題に重点を置いて面接するかを柔軟に考慮することが求められる。

また森田療法と CBT との異同についても，その要点を示した。森田療法は，生の欲望を駆動力とした能動的悪循環機制に着目する。不安のコントロールではなく受容モデルに基づく治療であり，実際の治療過程では症状からの脱焦点化を促し，生活全体を充実させていくように方向づけるのである。また体験によって自然に得られた認知（おおくは直観の形をとる）を跡付け，強化していくところに特徴がある。さらに森田療法は，症状の改善だ

けではなく患者の生き方を問うという点で，広い意味での実存的療法ということができるだろう。

II 解　題

1. 森田療法の治療的要素をめぐって

　伝統的な森田療法は入院治療であることはいうまでもないだろう。入院治療では，臥褥期，軽作業期，作業期，社会復帰期というはっきりした枠組みが存在し，そこでは治療者の不問的態度（患者の症状の訴えを取り上げないこと）と患者の行動的体験を重視する。その治療システムは現代まで有効であり，ほぼその形で踏襲されている。従って森田療法とは何か，という問いは発せられることは少なかった。

　しかし森田療法の治療システムが伝統的な入院森田療法から外来森田療法へとその軸足を移すに従って，さまざまな外来での試みがなされるようになってきた。そして臥褥期などがない森田療法とは一体どのようなものか，それを森田療法と呼べるのか，という問いかけも当然生じてきた。そこでさまざまな森田の概念の再評価が行われ，それが外来森田療法に取り入れられていった（北西，2013）。

　そして外来治療が，それぞれの治療者の個性を反映し，その重点の置き方が異なっているために，その指針を作成し，標準化をはかることが要請されるようになった。それは将来的には森田療法の治療効果を実証するための第一歩ともなりうるものである。そこで実際に外来森田療法を実施している専門家120名にアンケート調査を行い，そこから抽出された共通項を外来森田療法の基本的要素とした（中村・他，2009a）。

　ではここで示されている森田療法の基本的要素とは伝統的な入院治療の要点とどのような関係にあるのか，それらについて検討してみよう。

　森田は入院森田療法の治療の流れを簡単に述べた後に，本療法の要点として次のように述べる（森田，1926／1995）。

「自ら本人の心身の自然発動による生の欲望を体得せしめ，一方では，私のいう思想の矛盾を打破して，純一に苦痛，恐怖を味わわせ，欲望と恐怖の調合を会得させるのである」

ややわかりにくい説明であるが，それを解説すると次のようになる。
　森田療法とは，思想の矛盾（本書で述べている「べき」思考で悪循環を作り出すもの）の修正を通して，苦痛，恐怖などの感情をありのままに受け入れながら，他方では生の欲望（○○したいという素直な欲求）を発見，発揮し，欲望と恐怖の調和を体得することを目指す治療法である。
　治療の目標は，悪循環の打破で，その基本的介入として，(1) 苦痛な感情の受容，(2) 生の欲望の発見，発揮の二つが必要であると理解される。
　これを具体的に述べたのが，森田の後継者の高良である（高良，1988）。それを簡略化して紹介する。

1. 症状の本態を知ること：症状の発生と固着の機制を患者に説明する。つまり悪循環を説明し，共有することである。
2. 「あるがまま」ということ：第一の要点は，症状あるいはそれに伴う苦悩不安をそのまま素直に認め，まともに受け入れることである。第二の要点は，症状をそのまま受け入れながら，患者の本来持っている生の欲望に乗って建設的に行動することである。
3. 思想の矛盾と打破：「かくあるべし」という理想像に重点を置きすぎて，「かくある」という事実に裏切られやすいことの自覚と修正を目指すものである。
4. 作業について：森田療法では作業を重視する。作業を通して，人間の活動欲を引き出し，症状があっても作業が可能であることを体験させ，外向的，即物的態度を養う，とする。

　これらの指摘は，ほぼガイドラインで挙げられているものに一致する。いずれも症状の成り立ち（悪循環）と患者に心理教育を行うことを重視する

(高良：1，ガイドライン：治療の導入)。そして悪循環の中核的概念である思想の矛盾（「べき」思考）の修正を目指す（高良：3，ガイドライン：3，5）。そのために，症状の受容（高良：あるがままの第一の要点，ガイドライン：1）と生の欲望の重視（高良：あるがままの第二の要点，ガイドライン：2，4）が最も重要な治療的介入あるいは治療的要素であるとする。

入院治療における森田，高良の実践とガイドラインの治療的要素はほぼ重なる概念である。

外来森田療法のガイドラインの大きな功績として，(1) 外来森田療法の基本的要素をエキスパート・コンセンサスという形で取り出し，それを具体的な臨床場面に即して記述したこと，(2) その標準化に当たっての足がかりを提供し，(3) しかもそれは入院と外来森田療法での治療的介入の連続性をも示すことになったこと，などが挙げられよう。

またこの検討から浮かび上がったように，ガイドラインの五つの基本的要素の中でも，(1) 感情の受容，(2) 生の欲望の発見，行動的発揮，(3) 悪循環の明確化とその修正（特に「べき」思考の修正），がその中核となろう。本書ではとらわれ（悪循環，その中核概念としての「べき」思考）の打破，修正を治療の目標として，その具体的介入法として，受容の促進と行動の変容（特に生の欲望の行動的発揮）を挙げたが，それと軌を一にする。

そしてガイドラインでも述べられているように，これらにどのような治療的要素を組み合わせていくのか，が今後の課題であろう。そこではここで挙げられているものだけでなく，付加的な治療的要素を加える必要性も出てこよう。今後はガイドラインをもとに，より具体的な治療プロセスや介入法を時間的軸に沿って発展させることや病態に応じた技法論などの展開が望まれる。

2. 森田療法とCBT

森田療法とCBTの異同については，中村が指摘しているように，類似する点が多いということで森田学派は積極的にその比較に取り組んできた（2007；2010）。ここで中村が挙げた異同についての五つの指摘は，ほぼ森田学派で共通して認識されるものだろう。

屋上屋を重ねるようなものだが，それについて森田療法の立場を明確にするために付け加えてみる。

一つは精神療法の生まれた文化での世界観，具体的にいえば自然と人間の関係である。西欧では，自然は対象化され，分析されるものである。それゆえそこから取り出された概念は明確で，理論的で，CBTはそのような世界観から生まれた申し子のようである。森田療法ではむしろ自然と同調し，共存する対象となる。したがって，CBTでは感情は操作の対象となるが，森田療法ではそれといかに同調し，共存するのか，が問題となる。

CBTの理論は，認知を中心として直線的で，それゆえわかりやすく，またマニュアル化しやすい。森田療法では恐怖と欲望を不可分なものとして理解し，それらを同時に扱うので，いわば複線的である。

CBTは複雑な人間の現象を認知という一つの概念（部分）から理解しようとする。それが優れた戦略であることは，CBTが世界を席巻したことからも示されている。森田療法ではある一つの概念から人間の現象を切り出すのではなく，常に二つの概念（それは相反するものであるが，それと同時にその根本においては同じもの）の関係，ダイナミズムから人間の現象を理解し，それに基づいて治療的介入を行う。ゆえに扱うものは，常に全体的であり，それがしばしば森田療法のわかりにくさともなり，あるいはこの精神療法の魅力ともなっている。

終 章

森田療法と現代社会
Morita therapy and the modern society

はじめに

　本書では，森田療法の理論的枠組みと外来森田療法の具体的な介入法について述べてきた。第2章で伝統的な森田療法とそれに対する土居の批判「森田学派の人たちはこの際，医者の行うこと，患者の内部におきる治療機転とを十分区別しないで論じているように思われる」（土居，1961）を取り上げた。入院森田療法の効果は極めて高いものがあったが，一方完成度の高い治療システムに比べて，精神療法としての理論的，技法的検討が十分なされなかったことはたしかであろう。
　また西園（1985）が「森田療法は消滅するか」という衝撃的な論文を発表した。そこでは，「何故，森田療法原法は困難になったのであろうか」と問い，今まで森田療法の対象としてきた森田神経質が，父親優位の文化を反映したものであるが，現代ではそのような患者は減少していると指摘した。幼少時の母親との関係に由来する自己愛的で，常に承認を求め，拒絶を恐れるような病態に対して入院森田療法は適応しがたいのではないか，という精神分析の立場からの提言であった。
　これらの批判，提言を踏まえて，対話を中心とした外来森田療法について述べてきた。
　では森田療法が伝統的な入院治療から外来治療へと転換したときに，どのような理論的枠組みと具体的介入法が明確化されたのであろうか。それらについては，すでに述べたが（北西，2012；2013），その要約を紹介し，そこから多様化し変化している現代社会における森田療法の役割について述べて

みたい。その作業から，本書で述べた介入法の意味づけとその整理に役立てたいと考えている。

I　介入法の変遷とその治療的意味をめぐって

1. 不問（問わないこと）から問うことへ

　入院森田療法では，患者の訴えを直接取り上げず（不問技法），治療の場での行動的・直接的な体験を重視する。しかし筆者の経験からは，不問技法と行動への介入をそのまま外来森田療法で使うことは困難であった。西園（1985）の指摘したような自己形成不全を示す，あるいは依存的，回避的な傾向のある現代的病態では，不安に耐えていきながら，目の前の行動に取り組むという治療的枠組みを当初から行うと，治療の中断を招きやすかった。「それができないから治療に来た」という患者の主張は，正当なものであるように感じられた（北西，2001）。

　入院森田療法から外来森田療法への転換にあたって，入院治療の唯一の技法といえる不問技法の持つ治療的意味を検討した。入院森田療法と外来森田療法の技法（介入法）と治療的概念の連続性を確かめる作業でもあった。患者の訴える症状を不問とし，生活世界への行動への促しには，一見すると権威的で拒否的とも見えるが，それには多くの精神療法的な含意がある（北西，2001）。そこには，患者が治療者の共感的態度や治療の場に支えられながら，症状，葛藤を持ちつつ生活世界に関わっていくこと，症状を取り去ることを断念すること，受容すること（アクセプタンス），それをみずからの問題として抱えること（holding）を促進するプロセスが含まれている。

　不問技法とは，患者の成長を援助するための合理的な東洋的な逆説的接近方法である。悩みを自らの問題として引き受け，そして生活世界に行動的に関与させるための介入法と理解できよう。

　そして表面的な治療者の不問的態度を離れ，その精神療法的含意を実現するためには，どのような介入法が必要なのか，が問われなくてはならない。この理解から病態に合わせた外来での介入法がみえてくる。

まず伝統的森田療法の不問的立場を棚上げし，患者が症状（不安，恐怖，抑うつなど）をどのように経験しているのか，そこでの症状固着のメカニズムとはどのようなものか，を検討した。外来の面接では，患者の症状（主訴）とそれにまつわる苦悩を共感的，積極的に取り上げ，それをとらわれ（悪循環）の視点から解釈した。つまり問わないことから問うことへのパラダイム転換であり，不問技法の大幅な修正である。

患者の経験を明確にしながら，それを患者と共有し，そこでのとらわれを明らかにする介入法が治療の導入である。治療者のとらわれの指摘は，患者にとって「目から鱗が落ちる」という経験で，無力感にさいなまれていた患者が現実の世界に再び関わろうとする勇気を与えるものであった。この介入法は，患者の苦しみがとらわれ（悪循環／生の欲望の空回り）から引き起こされたものであり，その修正が問題の解決であるとの指摘でもあり，症状を自らのものとして引き受けていく第一歩となる。

2. 感情体験への注目

このとらわれの打破のために，患者の感情への関わり方に注目し，感情を受容できるように援助していった。それを感情体験モデル（受容の促進）と呼び，それと対で行動への介入（行動の変容）を行った（北西，1995；2001）。そこでの行動モデルも，感情体験モデルと連動して「自然に服従し，境遇に柔順なれ」（森田，1936a／1975）に基づく行動処方を心がけるようにした。つまり自在，自由で主体的な行動を念頭に助言をするようにした。

そして治療の場を現実の生活場面に設定し，そこへの患者の関わり方と感情経験を取り上げていった。外来森田療法における感情の役割の再発見である。

これによって対象の病理に柔軟に対応できるようになった。感情への関わり方に重点をおいて外来での治療を行った患者の多くは，自己愛的な傾向が強い若者たちであった。彼ら／彼女らは，他者への関わりでの傷つきやすさと怒り，抑うつ，恐怖などの激しい感情の反応をもてあまし，引きこもりやさまざまな逸脱行動に悩んでいた。そこでの問題点は，その感情に圧倒され，それをうまく表現できないこと，抱え込めないこと，待てないこと，な

どであった。このような感情への関わりに介入することによって現代的病態についても治療効果を挙げることができるようになった。そして直接的な表現が苦手な患者には日記療法が大きな武器になることが再確認された（北西, 1995）。

3. 生の欲望（生の力）の再発見と外的基準からの自律

患者の感情経験への注目は, その背後にある生の欲望への注目へと必然的に導かれる。森田療法では恐怖と欲望は同じものの違った表現と理解するのである。

外来森田療法では, 治療者が, 患者の恐怖, 悩みの背後に生の欲望を見いだし, それを照り返し, 明確にし, そして生活世界の行動に結びつけていく介入法が次第に一般的になってきた（中村・他, 2009b）。

森田療法における"生の欲望"の再発見で, これはきわめて重要な治療的, 実践的な概念である。ここで注意を要するのが, 生の欲望は双面であり, 二律背反性を持つことである。

一つは「べき」思考と深く関連するもので, 自らの苦悩を何とか操作しようとし, 悪循環のもとを作るような肥大し, 硬直した欲望のあり方で, それを私は我執と呼んだ（北西, 2001）。それは自らの苦悩と戦うことを断念し, 自己の限界を知る作業を通して修正される。それと根っこは同じであるが, 他の表現型が存在する。

それは森田（1926／1995）が「生の力」と呼び, 私が「おのずからなるもの」(2001), 自己の基盤をなす「内的自然」(2012) と表現した領域のものである。

また, それは藤田（2002）が指摘するように,「人為によるはからいはできない」という事実性から成り立っている。自己の操作（人為）で生の力を引き出せるものではない。恐怖（苦悩）をありのままに受け入れ, その操作を断念するプロセスと平行して, おのずから内的欲求として感じられるものである。これが私たちの内発的な能動性, 主体性の源泉となるのである。

この"生の欲望（生の力）"の発見とそれを現実の行動に結びつける視点

は，現代人の精神病理への介入法として重要な意味を持つ。外的価値が優先し，そこでの結果主義や他者の評価に依存する自己愛的青年たち（市橋，2000）への森田学派からの治療的提案である。治療者と共に自らの生の欲望（生の力）を発見し，それを生活世界の行動に結びつけることは，外的価値からの自律的試みである。その作業は，その人固有の内的価値を作り，そしてそれがそのままありのままの自分を受け入れ，発揮していく作業ともなるのである。

4. 過剰な生き方への共感とその修正

　現代は欲望の時代であり，そこでは肥大した自己愛をめぐる問題が私たちの苦悩のあり方と関係していると指摘されている（西園，1985；市橋，2000）。その問題はすでに東洋では古くから論じられてきた。原始仏教では，すべてのものが無常である（自然である）のに，私たちは事物をすべてわがものであると考え（反自然なあり方），執着しているがゆえに苦しむのであるとした（中村，1970）。この反自然的なあり方は肥大した自己愛の問題としても理解できる。これは森田学派からの自己愛論といってもよい。

　森田療法では肥大した自己愛の問題を患者の自己，他者，世界の関わり方を縛っている「べき」思考との関連から捉えていく（北西，2012）。そして患者の不自然な生き方（肥大した自己愛）を欠損モデルでなく過剰モデルから読み替え，その生き方の修正を促す介入法である（北西，1995；2001）。

　恐怖，落ちこみに圧倒されている人たちは，自分自身が何かが欠けている，足りない，劣っている，と悩んでいる。それに対して，異なった理解の枠組みを提示することが可能となる。「自分はダメな人間」「つらい，不快な感情を何とかしたい」と苦悩し，それと苦闘し，結果として逆の生き方をせざるを得なかった患者に共感的理解を示しながら，「過剰に生きてきましたね」「足りないのではなく，むしろ多すぎるのです」「あまりに他の人とよい関係を求めすぎましたね」などと面接で伝える。このことは，治療的関係を強固にし，悪循環の打破の明確な指針を示すことを可能とすると同時に，患者の頭でっかちな生き方を浮き上がらせ，気づかせ，そして修正していく介

入法である（北西，2001）。それをそのまま「べき」思考の修正に結びつけ，それがその人の反自然的な生き方から自然なそれへの転換を促すのである。

感情への関わりを問い，肥大した「べき」思考を扱うことは，悪循環のみならずその人の生き方への介入（生の力の発見，発揮も含めて）を意味する。

5. 治療的関係

外来での対話精神療法を行うことは，そこでの治療的関係に注意を払うことになる。特に現代的病態の治療的関係を考えるに当たって，精神分析的精神療法との対話が役に立った（北西・他，2007）。現代的な病態で起こりやすい転移，逆転移をその文脈で考えるのではなく，過去に学習した対人関係が治療の場面や生活の場面で出現しており，その修正は新しい対人関係を学ぶことによって修正されると理解するようになった。

その時に役に立ったのが，生の欲望への注目とそこへの介入である。この治療者の"生の欲望（生の力）"への自覚の促しと現実の行動へと結びつける介入法は，対話的な精神療法で陥りがちな膠着状態，精神分析的な文脈でいえば，転移，逆転移を扱うにも重要であった。生きる欲望とは，常に，「今ここで」の行動的経験に向かい，それが過去の感情体験の修正，とらわれの打破に重要な役割を果たすからである（北西・他，2007）。

そしてそのころから私は治療場面における素直な自己開示（リアル・パーソン）を意識していった。森田の率直な自己開示に学ぶことが多かった。

そのような治療者の率直さとありのままに患者を受け入れていく治療的態度が，患者の素直な気持ち，純な心を引き出すことが経験された。それを通して患者がなかなか得ることができなかったありのままの自分を受け入れることが可能になるのである。

そして生活世界での感情反応に圧倒されている患者と生活世界の間に治療者が割って入り，支えるというイメージを持って治療的関係を結んでいった。橋本（2007）も指摘するように，治療的関係は生活世界に開かれているのである。

それと共に直接的に生活世界で経験したことを積極的に認め，賞賛し，そ

れを生の欲望から再解釈し，患者が自らの内的欲求に気づきやすくし，またそれを行動に結びつけていく介入法を行った。

もう一つの重要な治療者の役割は，心理教育を行うことである。折に触れて，感情の法則（時間と共に変化することなど）や行動を行うときの心の持ち方などを伝え，それを生活世界で実践するように励ました。

そしてそこでの経験を，森田療法の立場から解釈し，さらに生活世界への関わりへと促していった。つまり治療者は森田療法の治療の原則を示しながら，患者に生活世界での直接的経験をできるように適切な目標を設定し，そこでの経験を日記，面接で明らかにし，それがまた次の行動的経験に結びつくように介入していった。

6. 多様な治療対象の発見

私たちの対話に基づく外来森田療法の経験が，外来森田療法のトレーニングを可能とし，森田療法セミナーを行うことができるようになった。1998年に第1回森田療法セミナーが東京で行われ，東北森田療法セミナー（2003年），九州森田療法セミナー（2006年），北海道森田療法セミナー（2006年），関西森田療法セミナー（2008年）が行われるようになった。

外来森田療法のスーパービジョンの経験から，神経質，すなわち自己の不安定な構造（神経症的構造）を示すものは，統合失調症，気分障害，パーソナリティ障害，不安障害，心身症領域，身体疾患領域（たとえばガン患者）に幅広く認められるのがわかってきた（中村・他，2009b）。それはその疾患の形成のみならず，その慢性化，不安定化に関与しており，それを修正するだけでも，その病態の自然な回復をもたらすように思われた。臨床場面での神経質の再発見である。

おわりに

森田療法が何か突飛で風変わりな精神療法である，という理解は次第に変わってきたようである。

一つは，ユニークな治療的セッティングを持つ入院治療から外来での対話を中心として森田療法が発展してきたことである。そして同じように思考（認知）を扱う認知行動療法との比較，その異同が広く注目を浴びるようになってきた。情緒的体験における思考（認知）の役割をいち早く看破し，それを治療の中心に据えた森田の先見性はもっと高く評価されてもよいと私は考えている。

　教科書的にいえば，森田療法が受容モデルで，認知行動療法がコントロールモデルであり，それはそのまま東洋と西洋の思惟方法の違いを反映しているようである（北西，2012）。その意味では，これらの関係は相補的といえるかもしれない。さらにここでは取り上げなかったが，認知行動療法，行動療法の第三の波といわれる ACT（Acceptance and commitment therapy : Hayes, 2004）やマインドフルネス認知療法（Segal et at, 2002）が日本にもいち早く導入された。それらは東洋的思想やその実践方法に強く影響を受けており，そこでのキーワードの一つは，アクセプタンス（受容）であり，あるがままである。認知行動療法より森田療法との距離がさらに縮まった。

　それらの意味するところは，森田療法と共通する点もあり，異なる点もあろう。森田療法における受容は，自己のあり方とその限界をある意味では厳しく問うものであり，そこではあきらめる，断念するという心理的機制が重要な治療的意味を持つ。それが肥大した自己意識（「べき」思考）の修正であり，そのプロセスと平行して生の欲望（生の力）の発見，発揮と結びつけていくのである。それが森田療法におけるあるがままにつながっていく。

　今後，森田学派としても ACT やマインドフルネス認知療法との比較は避けて通れないであろうし，そこから森田療法の独自性が浮かび上がってくることが期待される。

　ここで重要なことは，森田療法が臨床的実践でつかんできたものに，どうやら西欧の精神療法が近づいてきたという事実であり，それは西欧社会でのコントロールモデルに限界が見えてきたのかもしれない。

　本書では，私の日々の治療実践（見立てと介入法）をできるだけ具体的に記述し，それを森田療法独自のものとしている治療の枠組みあるいは森田療

法のメタサイコロジーと関連づけて述べた。そしてその見立てと介入法の意味づけについて，わかりやすく示すように心がけた。

　本書が読者の日々の臨床に役に立てるならば，私にとって望外の喜びである。

文　献

藍沢鎮雄（1975）日本文化と精神構造．ロゴス選書．
American Psychiatric Association（2000）Diagnostic and Statistical Manual of Mental Disorders. Forth Edition : DSM-IV-TR. APA（高橋三郎・大野裕・染谷俊幸訳（2002）DSM-IV-TR 精神疾患の診断・統計マニュアル新訂版．医学書院）
Bach PA, Moran DJ（2008）ACT in Practice. BCBA & New Harbinger Publication.（武藤崇・吉岡昌子・石川健介・熊野宏昭監訳（2009）ACT を実践する．星和書店）
土居健郎（1961）精神療法と精神分析．金子書房．
Frank JD, Frank JB（1961）Persuasion and Healing : A Comparative Study of Psychotherapy. The Johns Hopkins University Press.（杉原保史訳（2007）説得と治療：精神療法の共通因子．金剛出版）
藤田千尋（1992）森田療法の外来治療に関する諸問題—特にその標準化の可能性をめぐって．森田療法学会誌 3 ; 17-28.
藤田千尋（2002）「生の欲望」再考．日本森田療法学会誌 13(1) ; 55-58.
福岡伸一（2009）動的平衡．木楽舎．
橋本和幸（1987）精神分析的精神療法と森田療法の治療構造及び治療過程をめぐって—強迫神経症の治療経験から．精神分析研究 31 ; 137-146.
橋本和幸（2005）外来森田療法 1（うつ病）．（北西憲二・中村敬編）心理療法プリマーズ 森田療法．ミネルヴァ書房．
橋本和幸（2007）専門用語の相互理解．（北西憲二・皆川国直・三宅由子, 他）森田療法と精神分析的精神療法．誠信書房．
Hayes SC（2004）Acceptance and commitment therapy, relational frame theory, and the third wave of behavioral and cognitive therapies. Behavior Therapy 35(4) ; 639-663.
市橋秀夫（2000）内的価値の崩壊と結果主義はどのように精神発達に影響するか．精神科治療学 15（12）; 1229-1236.
市川浩（2001）身体論集成．岩波書店．
市川光洋（1987）森田療法．（稲村博・佐藤悦子編）現代のエスプリ, 日本的家族療法の模索．
井出恵・北西憲二・立松一徳, 他（2010）多彩な症状を呈した回避性人格障害の女性例．精神療法 36 ; 543-554.
池田数好（1959）森田神経質とその療法．精神医学 1 ; 461-473.
石川元（1990）家族療法の中の行動療法的部分．（石川元編）現代のエスプリ, 家族療法と行動療法．
神田橋條治（1990）精神療法面接のコツ．岩崎学術出版社．
木田元（2007）反哲学入門．新潮社．
木村敏（1988）あいだ．弘文堂．
北西憲二（1995）自己愛的傾向の強い対人恐怖の治療—森田療法における感情の扱いをめぐって．精神科治療学 10(12) ; 1319-1327.
北西憲二・藍沢鎮雄・丸山晋, 他（1995）森田神経質の診断基準をめぐって．森田療法学会誌 6 ; 15-24.

北西憲二 (2001) 我執の病理―森田療法による「生きること」の探求. 白揚社.
北西憲二編 (2003) 森田療法で読むパニック障害―その理解と治し方. 白揚社.
北西憲二・皆川邦直・三宅由子, 他 (2007) 精神病理学と治療論の比較. (北西憲二・皆川邦直・三宅由子, 他編) 森田療法と精神分析的精神療法. 誠信書房.
北西憲二 (2011) 森田療法で家族を扱うこと. 精神療法 37；688-692.
北西憲二 (2012) 回復の人間学―森田療法による「生きること」の転換. 白揚社.
北西憲二 (2013) 森田療法―外来森田療法の発展とその理論的枠組みをめぐって. 精神療法 39(2)；191-200.
近藤章久 (1961) 心理療法における治療者・患者関係. 精神分析研究 7；30-35.
近藤喬一 (2003) 純な心再考. 日本森田療法学会誌 14；81-84.
高良武久 (1976) 森田療法のすすめ. 白揚社.
高良武久 (1988) 森田療法. (大原健士郎代表編集) 高良武久著作集Ⅱ. 白揚社.
久保田幹子 (2002) 強迫性障害の森田療法. 精神療法 28；554-561.
久保田幹子 (2005) 外来森田療法Ⅳ (強迫性障害). (北西憲二・中村敬篇) 心理療法プリマーズ：森田療法. ミネルヴァ書房, 2005.
黒川順夫 (2005) 対人恐怖症全治における告白の意義. 森田療法学会誌 16；147-154.
黒木俊秀 (1992) 外来治療における森田療法の技法―家族療法への接近. (内村英幸編) 森田療法を超えて. 金剛出版.
森田正馬 (1921／1974) 神経質及神経衰弱症の療法 (高良武久編集代表) 森田正馬全集, 第1巻. 白揚社.
森田正馬 (1926／1995) 神経衰弱と強迫観念の根治法 (新版). 白揚社.
森田正馬 (1928／2004) 神経質の本態と療法 (新版). 白揚社.
森田正馬 (1931a／1975) 第12回形外会. (高良武久編集代表) 森田正馬全集, 第5巻. 白揚社.
森田正馬 (1931b／1975) 第15回形外会. (高良武久編集代表) 森田正馬全集, 第5巻. 白揚社.
森田正馬 (1931c／1975) 第17回形外会. (高良武久編集代表) 森田正馬全集, 第5巻. 白揚社.
森田正馬 (1932a／1975) 第18回形外会. (高良武久編集代表) 森田正馬全集 第5巻. 白揚社.
森田正馬 (1932b／1974) 赤面恐怖症 (又は對人恐怖) と其療法. (高良武久編集代表) 森田正馬全集第3巻. 白揚社.
森田正馬 (1932c／1975) 第22回形外会. (高良武久編集代表) 森田正馬全集第5巻. 白揚社.
森田正馬 (1932d／1975) 第25回形外会. (高良武久編集代表) 森田正馬全集, 第5巻. 白揚社.
森田正馬 (1933a／1975) 第31回形外会. (高良武久編集代表) 森田正馬全集, 第5巻. 白揚社.
森田正馬 (1933b／1975) 第37回形外会. (高良武久編集代表) 森田正馬全集, 第5巻. 白揚社.
森田正馬 (1933c／1975) 第39回形外会. (高良武久編集代表) 森田正馬全集, 第5巻. 白揚社.
森田正馬 (1934a／1975) 生の欲望. (高良武久編集代表) 森田正馬全集, 第7巻. 白揚社.
森田正馬 (1934b／1975) 第50回形外会. (高良武久編集代表) 森田正馬全集, 第5巻. 白揚社.
森田正馬 (1936a／1975) 第55回形外会. (高良武久編集代表) 森田正馬全集, 第5巻. 白揚社.
森田正馬 (1936b／1975) 第56回形外会. (高良武久編集代表) 森田正馬全集, 第5巻. 白揚社.
森田正馬 (1936c／1975) 第63回形外会. (高良武久編集代表) 森田正馬全集, 第5巻. 白揚社.
森田正馬 (1937／1974) 久亥の思い出. (高良武久編集代表) 森田正馬全集, 第7巻. 白揚社.
村田豊久 (1992) 小児に見られるヒポコンドリー性基調. (内村英幸編) 森田療法を超えて. 金剛出版.
明念倫子 (2009) 強迫神経症の世界を生きて. 白揚社.
中井久夫・永安朋子 (2000) 養生を念頭においた精神科治療. 中井久夫撰集：分裂病の回復と養生. 星和書店.

中村元（1970）原始仏教－その思想と生活．NHK ブックス．
中村元・福永光司・田村芳朗・他編集（1989）相即．仏教辞典．岩波書店．
中村敬（2007）認知行動療法の新しい流れと森田学派の立場．森田療法学会誌 18(1)；45-50．
中村敬・北西憲二・丸山晋，他（2009a）外来森田療法のガイドライン作成にあたって．森田療法学会誌 20（1）；89-90．
中村敬・北西憲二・丸山晋，他（2009b）外来森田療法のガイドライン．森田療法学会誌，20（1）；91-103．
中村敬（2010）森田療法の治療作用―「第三世代」の認知行動療法との比較から．精神療法 36（1）；17-23．
成田善弘（2002）強迫性障害―病態と治療．医学書院．
西園昌久（1985）森田療法は消滅するか．九州神精医 31(2)；127-132．
大原健士郎・藍沢鎮雄・岩井寛（1970）森田療法．文光堂．
大西鋭作（1976）森田正馬生誕百年記念講演集．白揚社．
Persons JB（1989）Cognitive Therapy in Practice：A Case formulation approach. W.W. Norton & Company.（大野裕監訳（1993）実践的認知療法－事例定型化アプローチ．金剛出版）
斎藤学（2008）「家族神話」があなたをしばる．元気なるための家族療法．NHK 出版．
佐々木正人（1994）アフォーダンス―新しい認知の理論．岩波書店．
佐々木正人（2008）アフォーダンス入門―知性はどこから生まれてきたか．講談社学術文庫．
Segal ZV, Williams JM, Teasdale JD（2002）Mindfullness-based cognitive therapy for depression-A new approach to preventing relapse. The Guilford Press.（越川房子監訳（2007）マインドフルネス認知療法―うつを予防する新しいアプローチ．北大路書房）
下山晴彦（2011）認知行動療法とは何か．（下山晴彦編）認知行動療法を学ぶ．金剛出版．
新福尚武（1959）神経症説としての森田説と分析説との関係．精神医学 1；475-488．
新福尚武（1968）心理療法（五）．（井村恒郎・懸田克躬・島崎敏樹，他編集）異常心理学講座第三巻．みすず書房．
新福尚武（1980）森田療法で起こりがちな"精神療法的副作用"．季刊精神療法 6；16-23．
Suzuki DT（1960）Zen Buddhism. In Fromm E, Suzuki DT. De Martino R（ed.）Zen Buddhism and Psychoanalysis. Harper & Brotners.（小堀宗柏，佐藤幸次，豊村佐知，阿部正雄訳（1960）禅仏教に関する講演．創元新社）
鈴木知準（1990）森田療法における治療の終了について．季刊精神療法 16；209-217．
高田治・北西憲二（2008）強迫性障害の家族に対する森田療法的接近―巻き込み型の症例について．森田療法学会誌 19；123-130．
玉井光・濱田博文・竹市昌士（1991）小児における森田理論に基づく親指導．森田療法学会誌 2；9-16．
立松一徳(2005)外来治療．(北西憲二・中村敬篇)心理療法プリマーズ：森田療法．ミネルヴァ書房．
立松一徳（2006）パニック障害・過換気症候群からの脱出．こころのりんしょうアラカルト 25；395-398．
内村英幸（2003）「純な心」と「素直な心」について―原感覚的に感じる心．日本森田療法学会誌 14；85-88．
渡辺久雄（1967）精神療法における治癒機転に関する一考察（第 1 報）．精神医学 9；243-247．

索　引

【あ】
アクセプタンス＆コミットメント・セラピー　57
アフォーダンス理論　41
あるがまま　54, 56, 108
行き詰まり　87, 91
うつ病　145

【か】
外来森田療法　20
　　―のガイドライン　72, 175
過剰な生き方　69
家族
　　―葛藤　92
　　―間の相互作用　121
　　―への介入　119
価値づけの否定　77
家庭的療法　22
感じから出発する　85
感情
　　―体験　191
　　―の法則　37
「気分」と「行動」を分けること　83
強迫性障害　159
削ること　51, 57, 77
現実の自己　36, 48, 81
行動の変容　46, 59, 80, 82, 107
コントロールの断念　77

【さ】
CBT　183
自己
　　―意識　47, 50
　　―開示　194
　　―のあり方　91
　　―の構造　47
事実唯真　167
自然科学モデル　13
自然
　　―に服従し，境遇に柔順なれ　41, 167, 172
　　―服従　45
　　―モデル　13, 14
　　―療法　33
思想の矛盾　35
死の恐怖　20
終了パターン　102
受容の促進　45, 57, 77, 106
純なる心　44
初一念　40
心身自然一元論　45
身体　47
速やかな変化
　　―と終了　102
　　―のパターン　91
生活世界を直接経験すること　82
精神交互作用　52
生の欲望　25, 68, 192
相即　39
相即・対性　38

【た】
体験療法　33
対性　39
できないこと　72
できること　72
転回型
　　―の変化と終了　105

―の変化のパターン　98
動的平衡　39
とらわれ（悪循環）　25, 27, 50, 66

【な】

内的自然　47
治ること　109, 112
日記療法　70
入院森田療法　20, 23, 29
認知行動療法　183
根岸症例　22

【は】

パニック障害　133
反自然的
　　―なあり方　50
　　―な生き方　69
肥大した自己意識　50
ふくらますこと　51, 59, 82
不問　27, 29, 190
　　―技法　190
　　―療法　27
「べき」思考　36, 92

【ま】

マインドフルネス認知療法　196
前を謀らず，後を慮らず　88
無所住心　40
森田
　　―神経質の診断基準　67
　　―の介入法　30
　　―の治療実践　22
　　―の病　20
　　―療法の基本的枠組み　33
　　―療法の治療原理　77

【や】

予期恐怖　52
欲望と行動をつなぐこと　83

【ら】

螺旋型の変化
　　―と終了　104
　　―のパターン　92, 94
理想の自己（かくあるべし自己）　36, 48

【人名】

藍沢鎮雄　45
池田数好　102
石川元　120
市川浩　48
市川光洋　120
市橋秀夫　193
井出恵　71
内村英幸　44
大原健士郎　39, 58
神田橋條治　89, 106
木田元　14
木村敏　34
久保田幹子　71, 79
黒川順夫　111
黒木俊秀　120
高良武久　37, 52, 57, 64, 113, 186
近藤章久　66
近藤喬一　44
斎藤学　129
佐々木正人　42
下山晴彦　53, 57
新福尚武　16, 48, 51, 61
鈴木大拙　49
鈴木知準　106
立松一徳　59, 62, 141
玉井光　120
土居健郎　19
中井久夫　14
中村敬　44, 54, 65, 72, 183
中村元　35, 193
成田善弘　78

西園昌久　189
橋本和幸　61, 62, 145
福岡伸一　39
藤田千尋　39
明念倫子　84
村田豊久　120
森田正馬　19, 33, 40, 56, 186
渡辺久雄　102
Frank JB　109
Frank JD　109
Gibson JJ　42

■著者一覧（50音順）

北西　憲二（きたにし・けんじ）　森田療法研究所・北西クリニック
久保田幹子（くぼた・みきこ）　法政大学大学院人間社会研究科／
　　　　　　　　　　　　　　東京慈恵会医科大学森田療法センター
立松　一徳（たてまつ・かずのり）　立松クリニック
中村　敬（なかむら・けい）　東京慈恵会医科大学附属第三病院精神神経科／
　　　　　　　　　　　　　森田療法センター
橋本　和幸（はしもと・かずゆき）　調布はしもとクリニック

■編者略歴

北西憲二（きたにし・けんじ）

1970年東京慈恵会医科大学卒業。
1979年東京慈恵会医科大学第三病院精神神経科科長（森田療法室に勤務，入院森田療法を主として行う），精神医学教室助教授，成増厚生病院に勤務後，1996年森田療法研究所・北西クリニック（自費診療の外来森田療法専門クリニック）を開設し，現在に至る。
2001年4月から2011年3月まで日本女子大学人間社会学部社会福祉学科教授。
慢性抑うつ，不安に悩む人たちに外来森田療法やそれに基づいた家族への介入，グループワークなどを行っている。

著書

「実践森田療法」（講談社），「我執の病理―森田療法による「生きること」の探求」（白揚社），「中年期うつと森田療法」（講談社），「回復の人間学―森田療法による生きることの転換」（白揚社），「慢性うつ病からの離脱と森田療法」（講談社）など。

森田療法を学ぶ
――最新技法と治療の進め方――

2014年11月10日印刷
2014年11月20日発行

編 著 者　北西　憲二
発 行 人　立石　正信
発 行 所　株式会社 金剛出版
　　　　　〒112-0005　東京都文京区水道1-5-16
　　　　　電話 03-3815-6661　振替 00120-6-34848

装丁／装画　シママスミ
本文組版　　志賀圭一
印刷・製本　あづま堂印刷

ISBN978-4-7724-1399-2　C3011　　Printed in Japan ⓒ 2014

認知行動療法　実践レッスン
エキスパートに学ぶ12の極意

［編］神村栄一

●A5判　●並製　●192頁　●定価 **3,200**円+税
●ISBN978-4-7724-1397-8 C3011

慢性化・長期化した難治例や対応に苦慮するクライエント支援のための
12の秘訣をエキスパートが伝授する。
中上級レベルのCBTを目指すセラピストのための必読テキスト。

マインドフルネス入門講義

［著］大谷　彰

●A5判　●並製　●256頁　●定価 **3,400**円+税
●ISBN978-4-7724-1388-6 C3011

臨床技法としてのマインドフルネスと仏教瞑想との対話を試みた，
マインドフルネスの臨床実践に自信がもてる最良のテキストブック。

精神医療・診断の手引き
DSM-Ⅲはなぜ作られ，DSM-5はなぜ批判されたか

［著］大野　裕

●四六判　●並製　●190頁　●定価 **2,592**円+税
●ISBN978-4-7724-1386-2 C3047

精神科診断は「症状をじっくりと観察する」ことが第一である。
DSM-Ⅲ成立からDSM-5出版までの流れを追いながら，
著者の精神科医療への思いを綴る。